CHIRURGIE IN EINZELDARSTELLUNGEN
BAND 44

E. SONNTAG

KRAMPFADERN

KRAMPFADERN

(EINSCHLIESSLICH EKZEM, BEINGESCHWÜR, VENENENTZÜNDUNG UND ELEPHANTIASIS)

VON

PROF. DR. ERICH SONNTAG

DIREKTOR DES CHIRURGISCH-POLIKLINISCHEN INSTITUTS DER UNIVERSITÄT LEIPZIG

Mit 42 Abbildungen

1950

WALTER DE GRUYTER & CO.

vorm. G. J. Göschen'sche Verlagshandlung, J. Guttentag, Verlagsbuchhandlung, Georg Reimer, Karl J. Trübner, Veit & Comp.

BERLIN W 35

vorm. G. J. Göschen'sche Verlagshandlung, J. Guttentag, Verlagsbuchhandlung,
Georg Reimer, Karl J. Trübner, Veit & Comp.
Berlin W 35
Archiv-Nr. 51 52 50 / 44 Printed in Germany
Druck: Ernst Hedrich Nachf. Druckerei A. Seemann, Leipzig C 1 M 308
Genehmigungs-Nummer: 6912/49 — 8981/49
Zahlungsgenehmigung 13/05 V

Vorwort

Das sehr verbreitete *Krampfaderleiden* mit seinen Folgekrankheiten: *Ekzem, Beingeschwür, Venenentzündung* und *Elephantiasis* beansprucht das besondere Interesse des Praktikers; stellt es doch tatsächlich ein Kreuz dar für Ärzte und Patienten. Das Leiden mag auf den ersten Blick harmlos erscheinen, und manchmal wird es auch lediglich als Schönheitsfehler vom Patienten empfunden und deshalb der Arzt aufgesucht; jedoch mit der Zeit wird es oftmals lästig durch die genannten Nachkrankheiten und gelegentlich gefährlich, ja auch lebensgefährlich durch Infektion mit Gefahr von Pyämie und durch Thromboembolie mit Gefahr von Lungenembolie, dies namentlich nach Operationen, Geburten und Krankheiten mit anschließender Bettruhe — ganz abgesehen von den oft das Krampfaderleiden begleitenden Krampfaderbrüchen und Hämorrhoiden, welche wie jenes auf die allgemeine Bindegewebsschwäche des Patienten zurückzuführen sind. Das Leiden war es auch, welches (offenbar wegen nicht genügender Beachtung sowie Sonderkenntnis und Geduld seitens der Ärzte) Anlaß gab zum Entstehen einer Sonderärztegruppe: ,,Fachärzte für Beinleiden", ohne daß freilich diese als eine besondere Fachärztegruppe auf die Dauer anerkannt worden ist. Nun lassen sich aber Krampfaderleiden ebenso wie seine Folgen bei sachgemäßer Vorbeugung und Behandlung verhüten und beseitigen oder doch bessern und in Schranken halten. Gewiß ist in manchen Fällen Facharzt- oder Krankenhausbehandlung nicht zu umgehen, insonderheit Operation nicht zu vermeiden; aber in den allermeisten Fällen gelingt es auch dem Praktiker, durch rechtzeitige und sachgemäße Behandlung einen unangenehmen und gefährlichen Krankheitszustand zu verhüten und auch das Leiden selbst mit Erfolg zu behandeln, ja oftmals auch zu heilen, wobei übrigens in letzter Zeit neben und statt der operativen Behandlung die Krampfaderverödung durch Einspritzung geeigneter Heilmittel, welche auch der Praktiker wohl, und zwar ambulant ausführen kann, sich einen festen Platz in der Heilkunde gesichert hat. Es erscheint daher nicht überflüssig, wenn im folgenden das Krampfaderleiden in ausführlicher Darstellung geschildert wird, und zwar nach *Anatomie* und *Physiologie* sowie *pathologischer Anatomie und Physiologie, Ätiologie, Symptomatik* nebst *Komplikationen* sowie *Prognose, Diagnose, Differentialdiagnose* und *Therapie*, wobei besonders auf letztere näher eingegangen ist, damit der Praktiker seinen Kranken selbst mit Rat und Tat beistehen kann; zusätzlich werden behandelt die *Folgen*: *Ekzem, Beingeschwür, Venenentzündung* und *Elephantiasis*, deren Verhütung und Behandlung ja ebenfalls von praktischer Wichtigkeit sind. Anhangsweise ist dann noch kurz berücksichtigt *Arbeitsfähigkeit* und *Unfallzusammenhang*, welche beiden Fragen heutzutage durch Kranken- und Unfallversicherung allgemein Interesse und Sachkenntnis beanspruchen.

Zur Veranschaulichung des Textes ist diesem eingefügt eine Reihe von *Abbildungen* betreffend Krankheitsbild des Krampfaderleidens und seiner Folgen sowie betreffend Operationen und Einspritzungen. Die Abbildungen stammen zum größeren Teil aus eigenen Beobachtungen im hiesigen chirurgisch-poliklinischen Institut, zum kleineren Teil aus anderen Büchern sowie aus Zeichnungen des Kunstmalers Thurm-Leipzig, welch letztere nach meinen Anweisungen angefertigt sind und welche wohl besser als Photographien das für den Praktiker Wichtige, namentlich hinsichtlich der Therapie veranschaulichen.

Zum Schluß ist für denjenigen Leser, welcher in die einzelnen Stoffgebiete nähere Einsicht nehmen will, das hierhergehörige *Schrifttum* angeführt. Wie in den Abbildungen, so ist schließlich auch in den Schrifttumangaben mit Rücksicht auf die Zeitverhältnisse eine Beschränkung angezeigt gewesen; immerhin sind die wichtigsten Arbeiten, spez. die Sammelwerke aufgezählt, in welchen der Leser übrigens gegebenenfalls weitere Literaturangaben findet.

Leipzig im Mai 1950

E. Sonntag

Inhalt

	Seite
Vorwort	V
I. Anatomie und	1
Physiologie	2
sowie pathologische Anatomie und Physiologie	2
II. Ätiologie	6
III. Symptomatik nebst Komplikationen sowie Prognose	12
IV. Diagnose und Differentialdiagnose	13
V. Therapie: a) konservative Therapie	18
b) Operationstherapie	22
c) Injektionstherapie	29
Zusatz 1: Ekzem	33
Zusatz 2: Beingeschwür	34
Zusatz 3: Venenentzündung	47
Zusatz 4: Elephantiasis	50
Anhang: Arbeitsunfähigkeit und Unfallzusammenhang	63
Schrifttumverzeichnis	66
Sachregister	75

I. Anatomie

1. Anatomie

Die *oberflächlichen (subkutanen) Beinvenen* beginnen in dem Fußrückenvenennetz und laufen aus in die beiden Hauptstämme: *V. saphena magna* und *V. saphena parva*. Letztere geht von hinter und unter dem äußeren Knöchel auf der Unterschenkelhinterseite und verläuft dort aufwärts zwischen den beiden Köpfen des M. gastrocnemius zur V. poplitea, nachdem sie unmittelbar vor ihrer Einmündung in letztere noch eine abwärts verlaufende Hautvene der Oberschenkelhinterseite aufgenommen hat. Erstere verläuft vor dem inneren Knöchel an der Unter- und Oberschenkelinnenseite hinter dem inneren Oberschenkelknorren zur V. femoralis, nachdem sie vor ihrer (knapp handbreit unter dem Leistenband befindlichen) Einmündung in letztere und handbreit unter dem Leistenband in der Fossa ovalis noch die V. epigastrica superfic., V. pudenda ext., V. circumflexa il. ext. und V. inguinalis aufgenommen hat. Von der V. poplitea und V. femoralis gelangt das Blut weiter durch die V. iliaca ext. und dann V. cava inf. zum Herzen. *Varianten* dieser Venenanordnung gibt es viele: Der Hauptstamm der V. saphena magna ist bisweilen vertreten durch einzelne kleinere anastomosierende Stämmchen und noch seltener geteilt bleibend bis zur Einmündung. Bemerkenswert ist ferner die überreiche Zahl von Anastomosen der V. saphena magna und parva untereinander, ferner zwischen der V. saphena magna und diesen bzw. V. saphena parva und V. poplitea, weiter zwischen Arterienbegleitvenen oder zwischen ihnen oder den oberflächen Venen und schließlich zwischen oberflächlichen und tiefen Venen (diese Verbindungen zwischen V. saphena und tiefen Venen sind am Unterschenkel zahlreich, übrigen meist klappenlos und am Oberschenkel

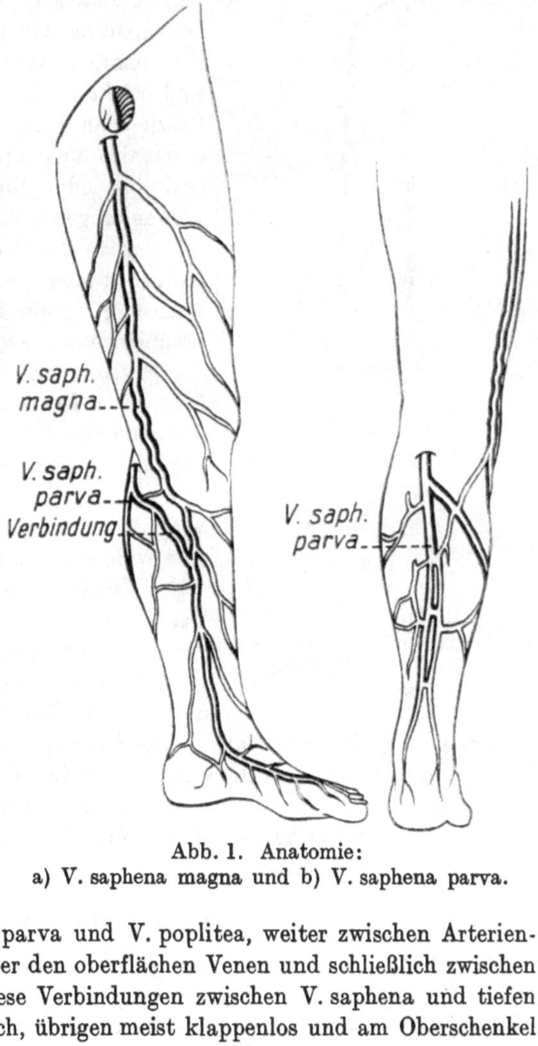

Abb. 1. Anatomie:
a) V. saphena magna und b) V. saphena parva.

sparsam (JENSEN cit. HORN u. FOGED); dabei ist das venöse Netz sehr reichhaltig verzweigt, wobei auch viele Nebenbahnen außer den Hautvenen den Blutstrom zentripetal leiten können: sog. „Richtwegvenen" (MAGNUS). Die *tiefen Beinvenen* verlaufen von der Fußsohle aufwärts an Unter- und Oberschenkel zwischen der Muskulatur entlang den größeren Arterien zur V. femoralis.

2. Physiologie

Die Beinvenen sind ausgezeichnet durch eine recht starke Wand mit reichlicher Muskulatur und durch das Vorhandensein von vielen Venenklappen, welche in den oberflächlichen Venen zirka 40 mm voneinander entfernt sind und den Blutstrom nach dem Herzen hin, aber nicht zurück zulassen, jedoch oftmals bei dem Krampfaderleiden, übrigens auch im zunehmenden Alter mit der Zeit undicht werden. Wandmuskulatur und Klappen sind wichtig für die Venenentleerung ebenso wie die Faszie spannende Beinmuskulatur und wie die den abdominalen und intrathorakalen Druck bei der Atmung beeinflussende Rumpfmuskulatur, wodurch Druckschwankungen in den Venen erzielt werden, welche unter Mitwirkung der Venenklappen das Blut gegen das Herz hinfließen lassen, so daß also hinsichtlich der Blutstromfortbewegung ein komplizierter Mechanismus mit Zusammenwirken verschiedener Faktoren vorliegt, bedingt durch Venenwand, Elastizität, Klappenschluß und Muskelwirkung. FRIEDLÄNDER bemerkt dazu: Der Blutabfluß aus den tiefen Beinvenen erfolgt zentralwärts hauptsächlich durch Einatmungs- und durch Muskeltätigkeit, während die Venenklappen den Blutabfluß peripherwärts verhindern; außerdem weicht das Blut nach dem geringsten Widerstand aus, also in die weiten Gefäßrohre herzwärts. Dagegen fließt das Blut aus den oberflächlichen Beinvenen in der V. saphena magna und parva sowie in deren Verbindungszweigen nicht so gut herzwärts; dabei werden die Venenklappen beansprucht, eventuell geschädigt und die Venenwand angegriffen, eventuell bis zur Varizenbildung. Bei aufrechter Körperhaltung, und zwar im Stehen fällt das durch die V. femoralis herzwärts fließende Blut in die Vene zurück; beim Gehen aber wird das Blut aus den Varizen in die distalen Venen abgesaugt und herzwärts befördert; dabei gibt es Richtwegvenen, welche die geschlängelten Wege in gerader Linie abschneiden. Bei Bettruhe fällt die Auspressung des Blutes durch die Muskeltätigkeit fort.

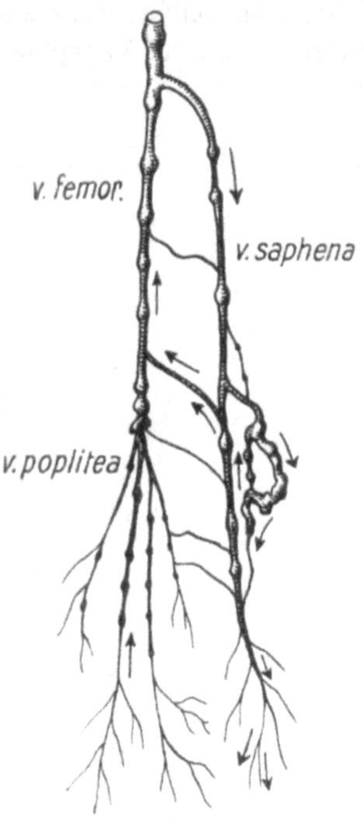

Abb. 2. Blutumlauf in den oberflächlichen und tiefen Blutadern des Beines (nach MAGNUS u. FISCHER).

3. Pathologische Anatomie

Unter Venenlumenerweiterungen werden pathologisch-anatomisch ebenso wie klinisch sehr verschiedene Bildungen zusammengefaßt. Vom Krampfaderleiden abzutrennen sind in erster Linie die auf Fehlbildung beruhenden *Geschwülste:* Angioma simplex, cavernosum und racemosum (welch letzteres eine arterielle oder eine venöse oder eine arterio-venöse Zusammensetzung haben kann) ebenso wie die genuine diffuse Phlebektasie und Phlebarteriektasie. Ferner sind von den Varizen zu unterscheiden die reinen *Phlebektasien*, entstanden in erster Linie durch Verschluß des Venenstammes infolge Stauung (z. B. Druck von außen seitens einer Geschwulst) oder infolge Veränderung im Inneren (z. B. Obliteration) oder infolge Entwicklung von Kollateralbahnen bei Hauptstamm- (z. B. Pfortader-) Verschluß oder infolge vermehrter Arbeitsleistung bei gleichzeitiger Entzündung oder Geschwulst, welche einfachen Venenerweiterungen keinen pathologischen Befund in der Struktur aufweisen und bei Beseitigung des ursächlichen Momentes u. U. wieder zurückgehen.

Von pathologischer Seite ist die *Einteilung* der Venenerweiterungen in nachstehender Weise erfolgt, wobei man sich wohl am besten an VIRCHOW hält, dessen Einteilung die meiste Anerkennung gefunden hat; zu unterscheiden sind im ganzen 5 Formen von Gefäßerweiterungen mit der Einschränkung, daß sie aber nicht völlig voneinander zu trennen sind, sondern daß sie neben- und miteinander vorkommen und sich in allen Abschnitten des Gefäßapparates in gleicher Art finden lassen können:

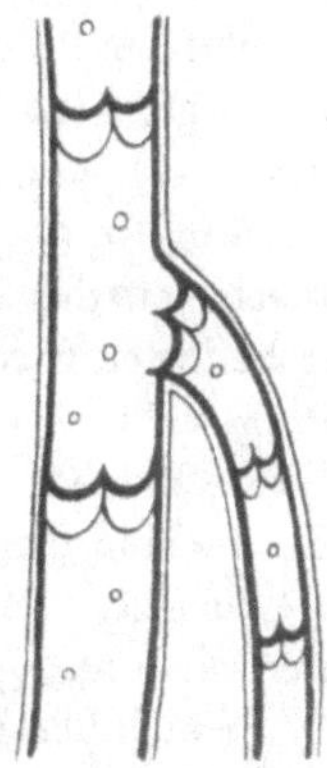

Abb. 3. Venenklappen (nach MOSKOWICZ).

1. *Einfache Ektasie*, bei welcher das betr. Gefäß allgemein und gleichmäßig erweitert ist, und zwar unter wirklicher Vergrößerung des Gefäßes in allen Richtungen; denn während es dicker wird, verlängert es sich, und im entsprechenden Maße nimmt es einen mehr oder weniger geschlängelten Verlauf.
2. *Variköse Ektasie*, bei welcher das ganze Gefäß ungleichmäßig erweitert ist, und zwar unter Befallensein einzelner Äste, welche anfangs eine mehr gleichmäßige Allgemeinerweiterung zeigen, später aber zahlreiche Seitenausbuchtungen aufweisen, mit deren Entwicklung meist eine Atrophie des umgebenden Gewebes verbunden ist.
3. *Ampulläre Ektasie* von sonst unveränderten, wenigstens in ihrem Kaliber normalen Gefäßen, und zwar selten in Form von lokalen Varizen (dagegen paßt die Bezeichnung allgemein für Aneurysmen!).
4. *Dissecierende Ektasie*, welche wesentlich die Arterien betrifft und für die Venen im allgemeinen nicht in Betracht kommt.
5. *Kavernöse Ektasie* mit Atrophie und Verdünnung der Scheidewände der einzelnen Divertikel, zugleich aber auch mit Schwund des dazwischenliegenden Gewebes, sodaß schließlich die Scheidewände an einzelnen Stellen zugrunde gehen und die verschiedenen Säcke zusammenfließen zu einer unregelmäßigen Höhlenbildung von der Art eines Labyrinths.

Während in der Folgezeit die beiden Bezeichnungen *Phlebektasie* und *Varix* meist ziemlich gleichbedeutend gebraucht wurden oder Phlebektasie als Sammelname und Varix als Unterbezeichnung diente, ist von manchen Seiten eine Trennung beider Begriffe verlangt worden, so von KAUFMANN, welcher *diffuse* Erweiterung als *Phlebektasie* und *circumskripte* als *Varizen* bezeichnete.

BENDA, welcher richtiger *gleichmäßige* und *ungleichmäßige* Venenerweiterungen unterschieden haben will, nennt bei den Venenerweiterungen folgende 3 Gruppen:

1. Diffuse gleichmäßige Erweiterungen des Venenrohres an Stämmchen oder Verzweigungen als zylindrische, geschlängelte oder rankenförmige Gebilde: *Phlebektasien*.

2. Diffuse ungleichmäßige Erweiterungen, und zwar meist verbunden mit zirkumskripten ampullären Aussackungen: *Varikositäten.*
3. Phlebektasien und Varikositäten lokaler Venengebiete mit Verdrängung und Usur der einbettenden und benachbarten Gewebe, und zwar in Geschwulstform: *Venöse Angiome.*

Die Verbreitung dieser Erkrankungen erstreckt sich auf alle Venengebiete, und die einzelnen Formen kommen allein fast gar nicht vor; namentlich die Varizen finden sich höchst selten ohne Phlebektasien, sondern meist gleichzeitig und vermischt mit ihnen. Im übrigen ist zu den verschiedenen Formen noch zu bemerken: Als reine *Phlebektasien* stellen sich in erster Linie die vom Verschluß von Venenstämmen teils durch Stauung, teils durch Kollateralbahnenentwicklung auftretenden Venenerweiterungen dar z. B. bei Verschluß der V. femoralis am Bein. Die bei weitem überwiegende Prädilektionsstelle der *Varizen* ist die *untere* Extremität, an welcher wiederum die Erkrankung der *tiefen* Venen ganz erheblich hinter der der *Hautvenen* und die der *V. saphena parva* hinter der der *V. saphena magna* zurücksteht, welche oft in ihrem ganzen Verlauf bis zur Einmündung in die V. femoralis, seltener vorwiegend an Knie und Oberschenkel erkrankt, dabei bisweilen diskontinuierlich mit stark varikös veränderten und dazwischen wenig veränderten Strecken hinsichtlich des Kalibers, aber meist mit verdickter Wand. Die *venösen Angiome* (Angioma simplex, cavernosum und racemosum) ebenso wie die genuine diffuse Phlebektasie und Phlebarteriektasie nehmen als Geschwülste eine Sonderstellung ein; sie sind differential-diagnostisch zu beachten.

Die eigentlichen *Varizen* betreffen weitaus am häufigsten die *unteren* Gliedmaßen und hier wiederum ganz erheblich häufiger als die *tiefen* die *oberflächlichen oder Hautvenen* im Bereich der V. saphena magna und seltener der V. saphena parva, erstere wiederum am häufigsten in ihren Unterschenkel- und Fußverzweigungen, aber auch oft in ihrem ganzen Verlauf bis zur Femoraliseinmündung, seltener an Knie und Oberschenkel, und zwar meist *beiderseits,* aber meist in ungleichem Grade, nämlich meist früher und stärker *linkerseits.* Je nach der Tiefenlage unterscheidet man *intrakutane, subkutane* und *subfasciale* Varizen. Die Hauptrolle spielen bei dem Krampfaderleiden die *subkutanen.* Die *intrakutanen,* welche in Form „besenreiserartiger" Gefäßnetzchen in der Haut bei weiblichen Personen gelegentlich vorkommen, sind im wesentlichen nur kosmetisch störend. Häufig sind die *subfascialen,* welche sich mit subkutanen kombinieren und auch durch Anastomosen mit ihnen verbinden können, aber auch ohne ausgesprochene subkutane vorkommen, u. a. auch am N. ischiadicus, wo sie Ischias bedingen können, aber vom Arzt oft nicht richtig erkannt werden. Das Krampfaderleiden kommt zum Ausdruck am häufigsten auf der Lebenshöhe im 20. bis 40. Jahr und später, findet sich aber öfters auch angeboren und im jugendlichen Alter; beim weiblichen Geschlecht spielen hormonale Einflüsse, speziell Schwangerschaft und beim weiblichen und männlichen Geschlecht ein stehender Beruf eine begünstigende Rolle, wovon im Absatz „Ätiologie" Näheres zu sagen ist.

Nach dem *makroskopischen* Befund kann die Einteilung der Varizen, welche von den einzelnen Pathologen übrigens etwas verschieden vorgenommen wird, in mehreren, freilich oft miteinander zusammen vorkommenden und nicht scharf getrennten Formen erfolgen: Venenektasie mit allgemeiner Erweiterung und Verlängerung sowie Schlängelung, speziell im Bereich der V. saphena magna und ihrer Hauptäste, ferner Venenektasie mit ungleicher Gefäßerweiterung, auch solcher einzelner Äste nebst zahlreichen seitlichen Ausbuchtungen, auch Knickungen und Verdoppelungen und schließlich Venenektasie mit atrophischer Verdickung der Scheidewand und zugleich Schwund des dazwischen liegenden Gewebes bis zum Zusammenfließen verschiedener Säcke zu unregelmäßigen Höhlen nach Art eines Labyrinths; dazu kommt noch infolge einseitiger Ausbuchtung an einer umschriebenen Stelle Sackbildung von Hanfkorn- bis Hühnereigröße und darüber mit breitem oder schmalem Stiel und mit weiter oder enger Öffnung: sog. „Blutaderknoten" (Varix).

Mikroskopisch zeigen nach Benda bei den Varizen die erweiterten Gefäßwände, während, wie gesagt, die einfachen Phlebektasien außer einer allgemeinen Wandhypertrophie keine besonderen histologischen Veränderungen, auch in der Struktur ihrer Wandung keinen Mangel irgend eines Teiles aufweisen, eine ganze Reihe von pathologischen Veränderungen, und zwar so ziemlich alle, welche überhaupt auch sonst an Venen vorkommen. Die Intima hat meist eine erhebliche Bindegewebesverdickung, und zwar bald mehr in Form diffuser Ausbreitung, bald mehr in Form einzelner sklerotischer Flecken, manchmal mehrere Schichten mit verschiedenen Entwicklungsstadien einer Elastikaneubildung infolge mehrerer Krankheitsschübe, und die häufigen thrombotischen Auflagerungen der Innenhaut zeigen alle Bilder vom frischen Thrombus bis zur fortschreitenden Obliteration und Kanalisation mit entsprechender Beteiligung der Intima, zuweilen auch septische Infektion und Thrombophlebitis, bisweilen aber auch ausgedehnte Verkalkungen mit Venensteinen; die Media zeigt einen weitgehenden Ersatz spezifischer Elemente durch fibröses und lamellöses Bindegewebe; die elastischen Fasern durchweben in Form spärlicher fibrillärer Ringe oder dichter Stränge die periphere Mantelzone; dabei besteht Schwund unter immer stärkerer ungleichmäßiger Gefäßwanderweiterung; schließlich sind nur noch fibröse Fasern in der schlaffen Venenwand; von einer Elastica interna sind nur spärliche Spuren übrig geblieben; neben der Elastica ist auch die Muskulatur weitgehend zugrunde gegangen; doch findet man häufig genug selbst in sehr weiten Säcken noch Muskelbündel, welche keineswegs einen atrophischen Eindruck machen; ernährende Kapillargefäße durchsetzen die auseinandergedrängten perivaskulären kollagenen Geflechte, aber nur in reduziertem sklerosiertem Zustand; die elastischen Fasern zeigen starke Verwerfungen zu dichten Zügen in der Außenschicht und jähe Unterbrechungen ihrer Büschel, auch zum Teil mit Umrollungen ihrer Enden, welche wohl als Elastikarupturen aufzufassen sind. Entzündliche Zellinfiltrate sind nicht zu sehen — abgesehen von solchen in oberflächlichen Varizen in der Umgebung von Geschwüren, wo sie offenbar von diesen ausgehen und nichts mit den Venenwandvorgängen unmittelbar zu tun haben. Gegenüber Einheitlichkeit der histologischen Befunde an den schwer erkrankten Venenwandstellen ergeben sich recht abweichende Befunde an den weniger veränderten Abschnitten, wozu Benda Folgendes bemerkt: Durch die Mehrzahl der Untersuchungen ist festzustellen, daß keine Zerstörung, sondern Vermehrung des Bindegewebes mit den Ektasien und Varikositäten einhergeht und daß nicht die mikroskopisch erkennbare Bindegewebsalteration die primitive Schädigung der Venenwand darstellt, sondern daß sie sekundärer Natur sein muß, vielmehr daß die primäre Schädigung in der Muskulatur zu suchen ist, deren Insuffizienz auch ohne histologische Merkmale auftreten kann, und zwar durch nervöse Schädigung oder durch Ernährungsstörung von seiten der durch die Dehnung komprimierten Vasa nutrientia, während Degeneration und Atrophie der Muskulatur ebensogut Folge wie Ursache einer Insuffizienz durch Dehnung sein können ebenso wie Phlebosklerose der Intima und

Media, Elastikarupturen und Entzündungen weitere Folgen der Muskelinsuffizienz sein dürften.

GILBERT und VOLUTER fanden bei Ulcus cruris varicosum an Hand von Arteriographie in der Mehrzahl eine Osteoporose des Fibulaköpfchens oder des äußeren Knöchels, mitunter auch Beider zusammen und Periostveränderung an der Tibia im Bereich der Diaphyse vom Blätterteigtypus oder eine solche wie von einem Flaum überzogen oder wie schmelzender Schnee aussehend, um schließlich eburnisierenden Typ zu zeigen, außerdem Sklerose der Corticalis und der Spongiosa bei fehlender Periostbeteiligung, dann Kalkablagerungen und Ossifikationen in Sehnen, Muskeln und Venen (cit. BENDA!).

4. Pathologische Physiologie

Die bei Bindegewebsschwäche nachgiebige Venenwand wird durch die Blutstockung gedehnt und der Klappenschluß undicht, was Beides sich gegeneinander ungünstig auswirkt. Die Klappenschlußunfähigkeit wird festgestellt durch das TRENDELENBURGsche Zeichen: Am liegenden Kranken streicht man das Blut aus dem Venenstamm proximalwärts und komprimiert ihn dann mit der Hand; läßt man dann bei fortdauernder Venenkompression den Kranken aufstehen, so füllt sich die Vene nicht von der Peripherie her oder nur sehr wenig und langsam, wohl aber sofort und völlig bei Aufhören der Kompression, und zwar vom Zentrum her durch die bis zum Herzen fortgesetzte Blutsäule. Wichtig ist auch die Prüfung nach PERTHES: Läßt man bei durch Staubinde o. dgl. komprimiertem Hauptvenenstamm den Patienten herumgehen, so werden bei Klappeninsuffizienz mangels Blutzustroms vom Herzen her die Krampfadern leergepumpt, jedoch stärker gefüllt, wenn eine Obstruktion der tiefen Beinvenen besteht und der freie Abfluß von den oberflächlichen zu den tiefen Venen durch die Kollateralen nicht erfolgt.

Beim aufrechtstehenden Patienten ist der Blutzustrom peripherwärts gerichtet in den oberflächlichen Beinvenen, so daß eventuelle Thromben nicht zentripetal, sondern zentrifugal fortgeleitet werden, wobei sie übrigens Gewebsschädigung, auch Beingeschwür veranlassen können (MAGNUS).

Die durch Überdehnung schlußunfähigen Venenklappen lassen das Blut aus den tiefen Venen in die oberflächlichen abfließen.

Durch den infolge Gerinnsel o. a. verschlußbehinderten Rückstrom wird das genügende Einströmen arteriellen Blutes von den Kapillaren her beeinträchtigt.

Über die *Komplikationen* ist das Nötige hinsichtlich pathologischer Physiologie in den *Zusätzen* gesagt.

II. Ätiologie

Die eigentliche *Ursache* des Krampfaderleidens ist trotz dessen großer Häufigkeit noch nicht völlig geklärt. So gut wie allgemein wird heutzutage mit *Bier* als Ursache des Krampfaderleidens angenommen eine *angeborene Venenwand- bzw. Bindegewebsschwäche* von *konstitutioneller* (*vererbter*) *Grundlage* (Status dysrhaphicus varicosus). Ohne eine solche Annahme ist eine befriedigende Erklärung des Krampfaderleidens gar nicht möglich; insonderheit sind angeborene und jugendliche Krampfadern ja nicht anders zu erklären. Freilich spielen *andere, und zwar mechanische und degenerative Momente* im Sinne von Blutstauung, Gewebsauflockerung usw., auch Infektionen und Intoxikationen eine *begünstigende* Rolle, worauf weiter unten einzugehen ist.

Das Krampfaderleiden tritt meist auf der Lebenshöhe vom 20. bis 40. Jahr in Erscheinung. Das *weibliche* Geschlecht ist bevorzugt, was — außer auf die stehende Beschäftigung der Hausfrauen — auf hormonalen Einfluß, auch auf Schwangerschaft zurückgeführt wird. Bei letzterer treten Krampfadern aber oft schon im Beginn auf, ehe die langsam größer werdende Gebärmutter einen Druck auf die abführenden Blutgefäße ausüben kann, so daß Stoffwechseländerungen unter dem Einfluß der Eierstockfunktion wohl die Hauptrolle spielen dürften; aber ohne Vorhandensein einer ererbten Anlage bekommen Frauen auch während der Schwangerschaft keine Krampfadern, und um-

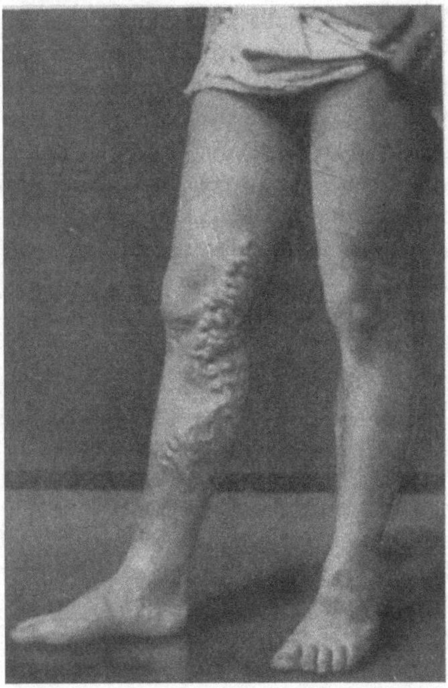

Abb. 3a. Krampfadern im Stehen.

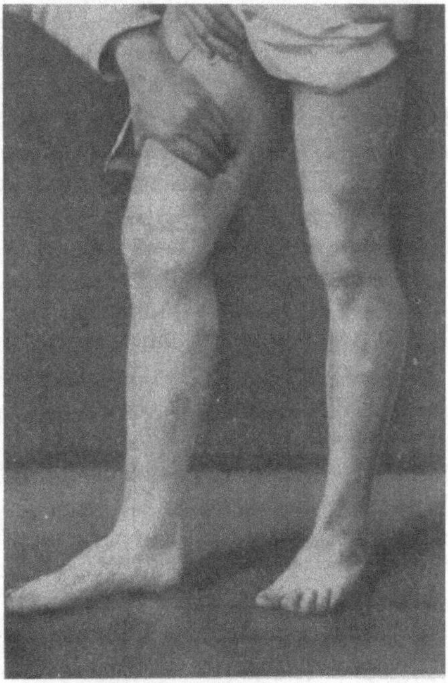

Abb. 3b. Krampfadern desgl. nach Entleerung und Kompression der V. saphena magna (TRENDELENBURG'scher Versuch ist positiv!).

gekehrt haben viele Frauen Krampfadern auch ohne Schwangerschaft ebenso wie die Männer; die während der Schwangerschaft auftretenden Veränderungen im Sinne des Auftretens oder Schlimmerwerdens gehen übrigens nach Schwangerschaftsende oft und großenteils wieder zurück, weshalb ja auch nach Ansicht der meisten Autoren während der Schwangerschaft keine operative, sondern nur eine konservative Behandlung vorgenommen, erstere aber erst einige Wochen nach der Entbindung erwogen werden soll (vgl. Therapie!). Viele Kranke geben auch an, daß die Krampfadern vererbt sind, indem Vater oder Mutter Krampfadern bzw. Beingeschwüre gehabt haben. Dies gilt namentlich für Männer, speziell für solche der arbeitenden Klasse, welche auch recht häufig vom Krampfaderleiden betroffen sind, aber auch im allgemeinen nur unter der Voraussetzung, daß sie erblich belastet sind; eine wichtige, allerdings vorwiegend auslösende und verschlimmernde Rolle spielen Berufe mit viel Stehen; so sind häufig betroffen Kellner,

Diener, Köche, Verkäufer, Schlosser, Schmiede, Bäcker, Straßenbahnschaffner, Ärzte, Zahnärzte und Krankenpfleger.

Eine gewisse Rolle spielt auch die *Aufrechthaltung des Menschen*, indem durch diese Körperhaltung die *unteren* Gliedmaßen in ungünstige Belastungsverhältnisse gebracht sind derart, daß wenigstens bei einem konstitutionell minderwertigen Teil der Menschen eine Unzulänglichkeit der Gewebe für die erhöhten Anforderungen den Grund zum Krampfaderleiden gibt ebenso wie zu anderen Belastungsdeformitäten: Varikozele und Hämorrhoiden sowie Plattfüßen, X-Beinen, Rückgratverbiegung, Eingeweidesenkung, Unterleibsbrüchen usw.

Die *mechanische* Theorie allein kann das Krampfaderleiden jedenfalls aber nicht erklären; vielmehr spielt das mechanische Moment nur eine gewisse, allerdings erhebliche Rolle in dem Sinne, daß Behinderung des Blutrückflusses das Leiden auslöst und verschlimmert. Zu solchen mechanischen Momenten gehört auch der Hochwuchs mit der damit zusammenhängenden Höhe der auf den Venenklappen lastenden Blutsäule, ferner die mit langdauerndem Stehen verbundene Arbeit, weiter Schwangerschaft und schließlich Beckengeschwülste, Herzfehler u. dgl. Abflußbehinderung mit Stauung im Venensystem führt bei sonst normalen Menschen aber zu anderen Veränderungen als zu denen, welche bei Krampfadern vorkommen, was im Abschnitt „Pathologische Anatomie und Physiologie“ bereits erwähnt worden ist. Sie bedingt aber bei den Varizen, wie gesagt, oftmals Auslösung und Verschlimmerung des Leidens.

Letzteres gilt auch für *Venenklappeninsuffizienz*, welche früher als Ursache des Krampfaderleidens angesehen wurde und bei dem Krampfaderleiden allerdings wohl eine gewisse Bedeutung hat, indem durch das Rückströmen des Venenblutes eine venöse Mehrbelastung bewirkt wird, so daß eine verschlimmernde Wirkung zugegeben werden kann; aber allein kann eine solche Klappenschlußunfähigkeit die Krampfaderentstehung auch nicht erklären, was schon daraus hervorgeht, daß die Klappen mit zunehmendem Alter schlußunfähig werden, aber die Krampfadern kein reines Altersleiden darstellen, übrigens auch arterio-venöse Anastomose nicht zu Varizen führt. Auch REICHEL, welcher im „Handbuch der praktischen Chirurgie“ die Krankheiten des Unterschenkels, auch die Krampfadern behandelt, möchte dem mechanischen Moment nur eine mitwirkende Bedeutung zusprechen, hält im übrigen die Ursache des Leidens für ungeklärt, will aber eine gewisse Bedeutung erblichen und rassischen Eigentümlichkeiten zubilligen. Über angeborenes Fehlen von Venenklappen als Ursache von Varizenbildung berichten CURTIS und HELM; sie erwähnen auch, daß EGER und CASPAR bei Sektion von Jugendlichen in 28,9% einseitiges und in 8% beiderseitiges Fehlen von Venenklappen in der V. iliaca ext. und V. femoralis feststellten.

Die *pathologisch-anatomischen Befunde* geben nun überhaupt keine genügende Erklärung für die Ätiologie des Krampfaderleidens, so daß nach alledem die erstgenannte konstitutionelle Anomalie im Sinne einer angeborenen (vererbten) Bindegewebsschwäche als wesentliche Ursache des Krampfaderleidens angenommen werden muß.

Immerhin müssen die Ausführungen der Pathologen hinsichtlich der kausalen Genese der Varizen angeführt werden. Was die Phlebektasien im allgemeinen angeht, so ist der Grundsatz VIRCHOWS wohl allgemein anerkannt, daß die unmittelbare Ursache der Erweiterung von Venen auf jeden Fall in abnormer Blutdrucksteigerung zu sehen ist. ROKITANSKY führt als besondere Ursachen der Venenerweiterung auf: mechanische Behinderung des Blutlaufs bei Herzstenosen, Druck auf einen Venenstamm, dessen Zerrung durch Geschwülste, Obturation oder Obliteration, protrahierte den Blutrückfluß hemmende Körperhaltung, übermäßig angestrengte Tätigkeit, Aftergebilde mit ansehnlicher Gefäßneubildung, wiederholte Hyperämie und Entzündung eines Organs, Entzündung der Vene selbst u. a.; er weist darauf hin, daß von jeher den mechanischen Hindernissen die größte Bedeutung zugestanden worden ist, daß aber in einer Reihe von Fällen ein solches mechanisches Hindernis nicht nachweisbar ist, vielmehr hier auffällt, daß die Varizen an einem Glied häufiger sind als an den anderen und daß sie in dieser oder jener besonderen Gegend vorkommen sowie daß benachbarte Venen unter denselben Bedingungen nicht erkranken, ferner daß die Schwangerschaftsvarizen schon zu Beginn der Schwangerschaft erkranken, ehe noch der Uterus ein mechanisches Hindernis abgeben kann, weiter daß das Blut in den Varizen mit einer großen Energie strömt und die Varizen bisweilen dem Herzschlag isochrone Pulsationen darbieten, schließlich daß die Mehrzahl der Varizen sich von den Venenwurzeln gegen die Stämme ausbreitet infolge ungewöhnlichen Impulses des Blutes in diesen Gefäßen vom Herzen her. Benda, dem die hier erwähnten Ausführungen entnommen sind, bemerkt dazu, daß auf keinen Fall bei den Varizen mit der Vorstellung auszukommen ist, daß hier die Venenerweiterung einfach das Ergebnis der passiven Ausdehnung eines elastischen Schlauches bei Verschluß seines Abflusses ist. Gerade die ausgesprochene Bevorzugung des einen Venengebietes bei den Varizen spricht dagegen, daß allgemeine Drucksteigerungen im Venensystem durch Herzfehler eine wesentliche Rolle spielen, da ja diese Schädlichkeit alle Venen gleichmäßig betrifft. Die nächstliegende Erwägung führt dazu, die Prädisposition der unteren Gliedmaße darin zu suchen, daß infolge der aufrechten Körperhaltung des Menschen das Blut in den Beinvenen beim Rückstrom zum Herzen dem Gesetz der Schwere entgegen bewegt wird und somit hier die Venenwand dem höheren Druck der Blutsäule ausgesetzt ist; für diese physiologische Mehrarbeit sprechen eine Anzahl anatomischer Vorrichtungen: Die stärkere Muskelschicht der Beinvenen, ihr Klappenreichtum und ihr Kollateralsystem; auch die stärkere Neigung zur Varikosität bei hochgebauten Menschenrassen als bei den kleinen Mongolen (Migauchy) und die variköse Morbidität der stehenden Berufe weisen in der gleichen Richtung. Andererseits beweisen aber eine Reihe von Beobachtungen und Erwägungen, daß die Bedingungen keineswegs so einfach liegen, sondern daß kompliziertere Bedingungen vorliegen müssen, da keineswegs bei ausgedehnter Varikosität die distalen Venen am stärksten erkrankt sind, dagegen bei partiellen Varizen oft allein proximale Abschnitte befallen werden, ferner daß zwischen varikösen Abschnitten sich normale oder doch wenigst veränderte einschieben und schließlich daß beide untere Gliedmaßen oft ungleichmäßig verändert sind. Nun besteht unzweifelhaft in den Beinvenen des Menschen ein höherer Druck als in den Armvenen, wie dies auch durch Messungen festgestellt ist, und die *normalen* Beinvenen sind dieser dauernden Mehrarbeit angepaßt; aber Unvollkommenheiten der Anpassung müssen dem Faktor der Schwerewirkung Geltung verschaffen und zur kausalen Erklärung der Varizen verwertet werden. Zunächst ist in diesem Sinne anzuführen die Annahme einer angeborenen, evtl. vererbten Venenwandschwäche, die aber von Benda als verschwommenste Erklärung bezeichnet wird. Ein verführerischer Gedanke, welchem auch Rokitansky nicht ganz abgeneigt ist, stammt von Pigeaux, daß nämlich die Erklärung der Varizen in einer abnormen Anastomose von Arterien und Venen zu finden sei; Benda möchte diese Annahme aber höchstens für Rankenangiome als verwertbar ansehen. Die Hauptaufmerksamkeit konzentrierte sich auf die Bedeutung der Anastomosen zwischen oberflächlichem und tiefem Venensystem sowie auf diejenige der Klappen. Was die ersteren nämlich die Anastomosen betrifft, so ist nach den Untersuchungen von HESSE u. SCHAACK, MORO, LÖHR u. a. ihre physiologische Funktion offenbar in der Entlastung des Hautvenensystems durch das tiefe Venensystem gelegen, indem Injektionsmassen aus den subkutanen Venen in die tiefen, aber nicht umgekehrt abgeleitet werden, sodaß die Annahme nahe liegt, daß eine abnorme Stromrichtung der Anastomosen die Ursache für eine funktionelle Überlastung des subkutaren Systems, damit die Grundlage der Ektasie dieser Venen bildet oder daß diese Ektasie überhaupt bei anatomischen oder funktionellen Stromhindernissen der tiefen Venen als Kollateralkreislauf für die letzteren in Funktion tritt; leider haben sich für eine solche Annahme, für welche VERNEUIL s. Zt. eingetreten war, keine ausreichenden Grundlagen gefunden, während Untersuchungen von LEDDERHOSE und PERTHES sogar ergeben, daß selbst noch bei varikösen Venen der Abfluß ins tiefe Venensystem funktioniert, indem sich bei Abklemmung der erweiterten Gefäße diese Varizen entleeren. Was die *Klappen* betrifft, so gilt die Anschauung, daß die reichliche Anhäufung von Klappenpaaren in den Beinvenen die physiologische Funktion besitzt, die auf den tiefsten Abschnitten lastende Blutsäule in eine Reihe von Stockwerken zu zerlegen, so daß jeder Abschnitt nur den Druck der Blutsäule bis zum nächsten anderen Klappenpaar zu überwinden hat, und die Insuffizienz eines Klappenpaares, welche schon physiologisch mit dem vorrückenden Lebensalter durch fortschreitende Klappenschrumpfung eingeleitet wird, durch steigende Belastung der distalen Abschnitte die Entstehung der Varizen einleitet.

Dagegen wendet sich aber SLAWINSKY, welcher darauf hinweist, daß die Lage der stärksten Wandausbuchtungen nicht proximal, sondern distal vom Klappenring zu finden ist, und LEDDERHOSE, welcher bemerkt, daß in den Beinvenen die Blutsäule nicht ruht, sondern der Blutstrom kontinuierlich fließt und somit im allgemeinen überhaupt kein Klappenschluß zustandekommen kann sowie daß Klappenschluß nur bei Rückströmung des Blutes durch jähen Stellungswechsel der Extremität eintritt. BENDA aber meint, daß nichts gegen die physiologische Bedeutung der Klappenapparate im normalen Zustand und nichts gegen seine pathologische Bedeutung im defekten Zustand bei den Saphenavarizen beweist. Vielmehr konnte TRENDELENBURG am Lebenden durch die wechselnde Blutfüllung der varikösen Gefäße beim Lagewechsel die Klappeninsuffizienz beweisen, und DELBET sowie HESSE u. SCHAACK stellten die mannigfachen Variationen der Klappen in der V. femoralis und V. saphena dar, durch welche die Vorbedingungen für die Varizenentstehung gegeben wurden; auch konnte DELBET diese Beobachtungen zur Grundlage seiner Operation machen, wobei er die Einmündungsstelle der V. saphena distal von einem schlußfähigen Klappenpaare der V. femoralis verlegte, worauf Besserung des varikösen Zustandes erfolgte. Auch hat CARL — ebenso wie schon früher ROKITANSKY — Pulsationen in Varizen beobachtet und MAGNUS mit Hilfe des VOLKMANN'schen Hämodrometer festgestellt, daß das Blut von dem Augenblick einer bestimmten Tieflagerung in die Saphena zurückströmt, wie dies nur bei Klappeninsuffizienz möglich ist. Nach alledem hält es BENDA nicht für zweifelhaft, daß der Venenklappenzustand eine ursächliche Bedeutung für die Varizengenese hat, bemerkt aber weiterhin, daß damit nicht bewiesen ist, wie weit im Einzelfall es sich um angeborene oder erworbene bzw. um primäre oder sekundäre Veränderungen, kurzum ob es sich wirklich um ätiologische oder nur begleitende, vielleicht nur verschlimmernde Momente handelt, sowie welches die Ursache der zwar weniger zahlreichen, aber doch immerhin vorhandenen gleichartigen Erkrankungen anderer, auch normaliter klappenarmen oder klappenlosen Venen ist. Auch REICHEL bemerkt diesbezüglich, daß bei vorgeschrittener Erkrankung die Venenklappen der betroffenen Gefäßgebiete mehr oder weniger schlußunfähig sind, wodurch eine ungünstige Wechselwirkung stattfindet, insofern der zur Venenerweiterung führende Prozeß einerseits zur Venenklappenschlußunfähigkeit und andererseits zur Erweiterung der peripher davon gelegenen Gefäßgebiete führt. Auch auf das Fehlen von Venenklappen und auf deren Insuffizienz sowie auf Venenwanderkrankung durch chronisch-entzündliche Veränderungen nach Infektionen und Intoxikationen sei hier hingewiesen (RINDFLEISCH, FISCHER, KASHIMURA u. a.).

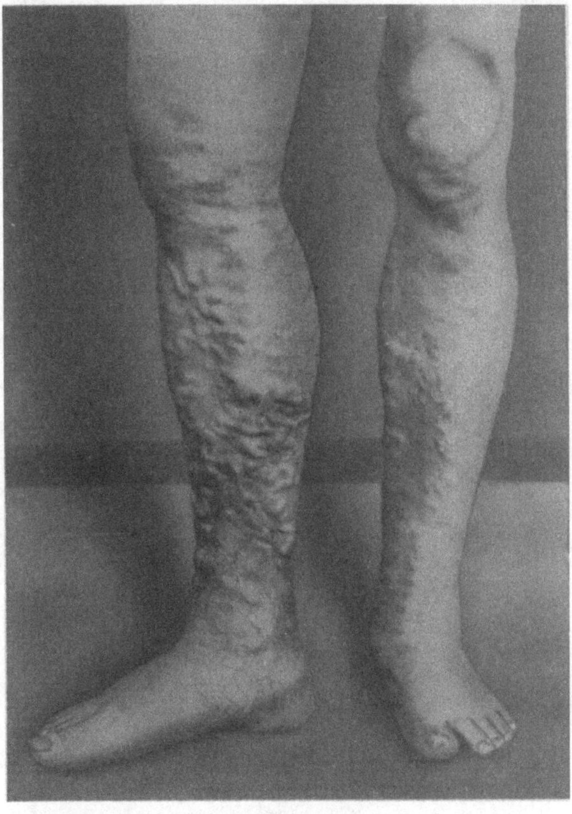

Abb. 4. Krampfadern beiderseits, besonders rechts.

Während für die Varicen-Genese die Entzündung weder in Gestalt eitrig-exsudativer noch chronisch-produktiver Prozesse von Bedeutung ist, ist sie nach BENDA wohl aber die ausschließliche Ursache von sog. Spontanrupturen bei Varizen; sonst dagegen bleibt bei diesen die Venenwand trotz ihrer erheblichen Verdünnung durch Dehnung in ihrer Kontinuität erhalten und wird durch Bindegewebsproduktion verstärkt, so daß Ruptur nur durch direktes oder indirektes Trauma erfolgen kann; lediglich über den oberflächlichen Hautvarizen bilden sich außerdem Druckgeschwüre, wobei die ulzerösen Arrosionen an den Unterschenkelvarizen selten schwere Blutungen bedingen, aber häufiger Thrombose oder Thrombophlebitis herbeiführen. Für Thrombose bilden hier die Veränderungen der Blutströmung und die mannigfachen Wanderkrankungen einen günstigen Boden; die Thrombose kann dann durch Organisation zu einer Ausschaltung der Varixhöhle und damit zu einer Spontanheilung führen, aber auch zu gefährlicher Embolie. Andererseits sind die Unterschenkelvarizen besonders einer bakteriellen Infektion mit septischer Thrombophlebitis ausgesetzt. Auch entwickelt sich bei ihnen mit Vorliebe das variköse Unterschenkelgeschwür auf dem Boden der varikösen Hautveränderungen, welche NOBL zu den Stauungsdermatosen rechnet, wobei die Stauung sich auswirkt im Sinne von Ernährungsstörung, entzündlicher Wucherung und degenerativer Rückbildung des Hautgerüstes nebst Druckatrophie der oberflächlichen Cutisschicht und der Epidermis, so daß gegen die geringfügigsten Traumen eine genügende Widerstandskraft fehlt, worauf sich Infektionen und Ulzerationen anschließen.

III. Symptomatologie nebst Komplikationen sowie Prognose

Das Krampfaderleiden welches, wie im vorigen Abschnitt bereits erwähnt wurde, sehr verbreitet ist, und zwar sowohl bei Frauen, spez. Hausfrauen mit ihrem anhaltenden Stehen an Herd, Waschfaß usw., auch in der Schwangerschaft, wie bei Männern, spez. Arbeitern von Beruf mit anhaltendem Stehen, und welches in Erscheinung tritt manchmal schon im kindlichem und jugendlichem Alter, namentlich aber auf der Lebenshöhe im 20. bis 40. Jahr und dann mit zunehmendem Alter immer häufiger und stärker wird, um nach dem 50. Jahr die doppelte Krankenzahl des 3. Jahrzehnts aufzuweisen, zeigt in der Regel ein recht sinnfälliges *Krankheitsbild*.

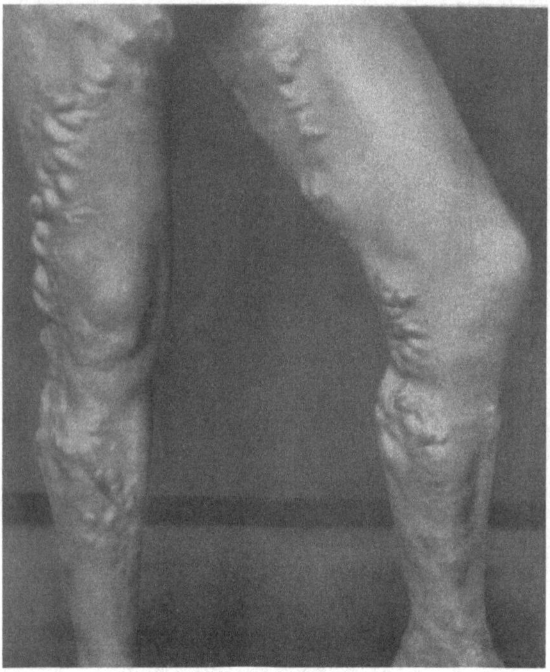

Abb. 5. Krampfadern beiderseits bei 39jähr. Frau in der Schwangerschaft.

Die *Klagen* bei dem Krampfaderbeinleiden bestehen in Gefühl von Schwere, Ermüdung und Ziehen in den Beinen, welche Beschwerden charakteristischerweise beim langen Stehen zunehmen und im Liegen abnehmen oder gar verschwinden, oft auch in Wadenkrämpfen („Krampfadern") und manchmal auch, u. a. unter der Bettwärme auftretend, in neuralgischen (ischiasartigen) Schmerzen, dies namentlich bei Varizen im oder um den Ischiadikus sowie auch bei diffuser Erkrankung der Hautvenen im Bereich der unteren Unterschenkelhälfte, spez. in der Gegend des inneren Knöchels. Die Beschwerden sind übrigens bei den einzelnen Kranken recht verschieden, dabei durchaus nicht immer dem Grade der sichtbaren Venenerweiterungen entsprechend, insofern Personen mit länger bestehenden und stärker ausgeprägten Erweiterungen der oberflächlichen Venen keine bzw. geringe und umgekehrt Personen mit wenig auffallender Varizenbildung starke Beschwerden haben können; im allgemeinen scheint die diffuse Erkrankung größerer Gebiete der feineren Venen stärkere Beschwerden zu machen als die wesentlich auf größere Venenäste beschränkten. CONSTANTINI verweist auf Beschwerden bei plötzlichem Aufrichten oder bei längerem Liegen oder beim Beinhochheben als Folge der großen und leicht beweglichen Blutwege in den Krampfadern sowie auf Schwindel, Schwarzsehen und Erbrechen, Beklemmung bei Bettlage und Atemstillstand in Narkose beim Beinerheben, welche Beschwerden nach Krampfaderoperation dann verschwinden.

Der *Befund* ist in der Regel ein ausgesprochener: Entsprechend dem Verlauf der oberflächlichen Beinvenen im Gebiet der Vena saphena magna und weniger der Vena saphena parva sieht man bläulich durchschimmernde, mehr oder weniger geschlängelte und gefüllte, dabei weiche und ausdrückbare Venenstränge am Bein, vor allem am Unterschenkel, später auch am Fußrücken und um die Knöchel, manchmal auch in der Kniekehle und nicht selten auch am Oberschenkel innenseits, aber nicht an der Fußsohle. Im übrigen ist das Krankheitsbild, wie im Abschnitt „Pathologische Anatomie" bereits erwähnt ist, in den einzelnen Fällen ein etwas verschiedenes: Meist betroffen sind die oberflächlichen und dann auch öfters die tiefen Venen, und zwar entweder für sich allein oder beide zusammen. Bevorzugt ist das Gebiet der Vena saphena magna. Dabei ist das Leiden seltener über das gesamte Gebiet, nämlich über Stamm und Zweige ausgedehnt; vielmehr betrifft es meist bestimmte Teile der Venen, und zwar entweder den Hauptstrang und die größeren Äste oder die mehr oder weniger ausgedehnten Endverzweigungen am Unterschenkel und Knöchel sowie Fußrücken; auch ist die Venenerweiterung entweder eine gleichmäßige (zylindrische bzw. strangförmige) oder eine zirkulär umschriebene (sackartige); seltener sind die tiefen Venen erweitert und manchmal auch oberflächliche und tiefe zusammen. Eine besondere Art von Varizen ist gegeben durch die kleinen und oberflächlichen Venen in der Haut in „Besenreiser"-Form, was namentlich bei Frauen vorkommt und mit Eierstockfunktion, auch Schwangerschaft in Beziehung gebracht wird. Über die Venenklappen ist bereits im Abschnitt „Physiologie und pathologische Physiologie" das Wichtigste gesagt und Weiteres wird im Abschnitt „Therapie", spez. in deren operativem Teil anzuführen sein.

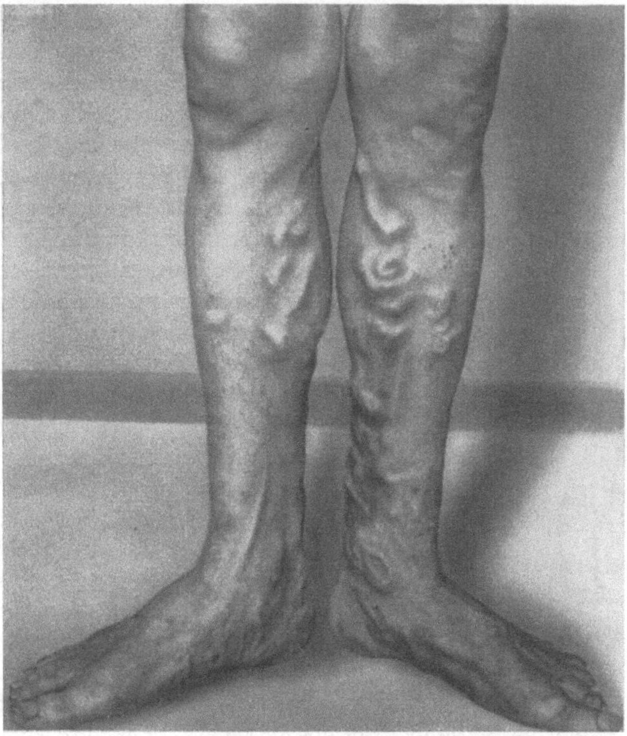

Abb. 6. Krampfadern beiderseits bei 54jähr. Mann.

Anschließend an die *Symptomatologie* des Krampfaderleidens sind noch zu erwähnen dessen *Komplikationen: Ekzem, Beingeschwür, Venenentzündung* und *Elephantiasis*, welche in besonderen Abschnitten zusätzlich behandelt werden. Sie sind die Folge der Ernährungsstörung bzw. Infektion und zeigen sich öfters in hartnäckigem Ekzem, schwerheilendem Unterschenkelgeschwür, wiederholter Venenentzündung und zunehmender Elephantiasis und sonstigen Komplikationen: *Blutung* und *Infektion*, welche im

Abschnitt „Therapie" zu besprechen sind, soweit sie eine *dringliche* Behandlung erfordern. Über letztere Komplikationen sei noch bezüglich Entstehung und Symptomatik Folgendes bemerkt: Durch Bersten oberflächlicher Krampfadern bzw. Krampfaderknoten kommt es manchmal, namentlich nach Muskelanstrengung oder nach Quetschung durch Stoß, Schlag u. dgl. zu *Blutungen*, und zwar entweder nach außen oder nach innen, infolgedessen viele Krampfaderleidende fleckige bläuliche, später bräunliche Hautverfärbung und manchmal auch frische subkutane bläuliche Herde zeigen, namentlich in der Knöchelgegend und an der Unterschenkelinnenseite darüber; übrigens kommt es auch manchmal zum Bersten tiefer Krampfadern mit Bluterguß intra- und intermuskulär, infolgedessen eine ausgedehnte, derbe, schmerzhafte Schwellung und nach einigen (1 bis 2) Tagen eine entsprechende Hautverfärbung erscheint, welch letztere solche Hämatome von Entzündungsschüben bei Thrombophlebitis unterscheiden läßt ebenso wie das Fehlen von Entzündungserscheinungen allgemeiner und örtlicher Art. Letztere *infektiösen Prozesse*, welche durch Lymph- oder Blutgefäßentzündung zustandekommen, zeigen sich in den bekannten allgemeinen und örtlichen Entzündungssymptomen, nämlich in mehr oder weniger ausgesprochener Temperatur- und Pulssteigerung sowie in Hitze, Rötung, Schwellung und Schmerz an der Entzündungsstelle, wobei nach Ablauf der akuten Erscheinungen die Geschwulstbildungen nicht mehr diffus, sondern strangförmig erscheinen.

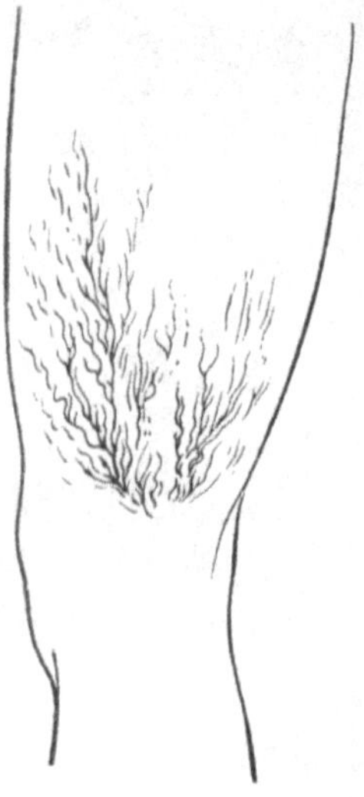

Abb. 7. Besenreiserartige Erweiterungen oberflächlicher Hautvenen.

Der Vollständigkeit halber erwähnen wir im Anschluß an die genannten Komplikationen des Krampfaderleidens selbst noch einige andere, dieses oft begleitende Krankheitszustände, welche zu erklären sind teils als *angelegt* durch die angeborene Bindegewebsschwäche teils als *erworben* durch die von dem Krampfaderleiden bedingte Blutstromveränderung, nämlich *Plattfuß* und *X-Bein* sowie *Arthrosis deformans des Kniegelenks*, wobei für erstere die Muskelschlaffheit und -schwäche und für letztere die Blutumlaufstörung im Verein mit der durch den oft gleichzeitig vorhandenen Plattfuß bedingten Gelenküberlastung eine Rolle spielen, übrigens meist das linke Bein als das „Stand- und Sprungbein" früher und stärker erkrankt — ganz abgesehen von den auch durch Bindegewebsschwäche bedingten *Krampfaderbrüchen* und *Hämorrhoiden*.

Aus dem Vorgesagten ergibt sich ohne weiteres die *Prognose* des Krampfaderleidens: Spontane Heilung ist möglich durch Thrombose mit deren anschließender Organisation. In der Regel nimmt das Leiden aber immer mehr zu und bedingt durch die Komplikationen oftmals einen schweren Krankheitszustand, ja bisweilen Lebensgefahr, und zwar diese durch *Sepsis* oder *Thromboembolie*, wovon in den Zusatzabschnitten über *Komplikationen* Näheres zu sagen ist.

IV. Diagnose und Differentialdiagnose

1. Diagnose

Die *Diagnose* des Krampfaderleidens stößt gewöhnlich auf keine Schwierigkeiten, falls nämlich *oberflächliche* Venen erkrankt sind mit ihren erweiterten und geschlängelten Stämmen und Zweigen, welche sich beim Stehen oder Stauen füllen und beim Liegen oder Ausdrücken entleeren; dagegen kann die Diagnose schwierig sein bei *tiefen* Varizen, wird aber dann meist nahegelegt durch entsprechende, beim Stehen verschlimmerte und beim Beinhochlegen gebesserte Beschwerden: Schmerz, Spannen und Ermüdung, evtl. auch durch ödematöse Schwellung in der Knöchelgegend und durch vermehrte Füllung des Hautvenennetzes am Fußrücken und an den Knöcheln — abgesehen von

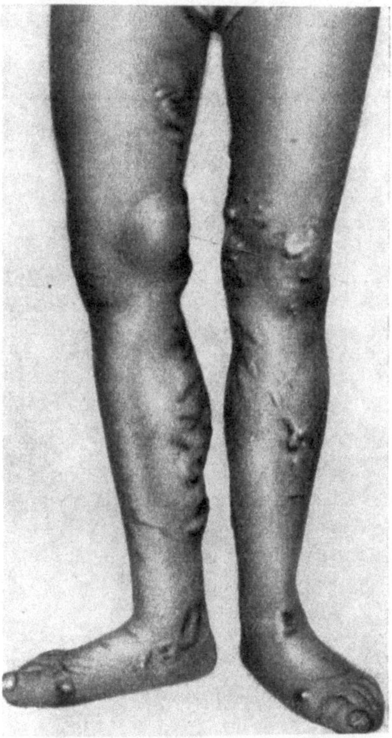

Abb. 8. Ausgedehnte Erweiterungen beider Vv. saph. bei 52jähr. Patienten (JAEGER).

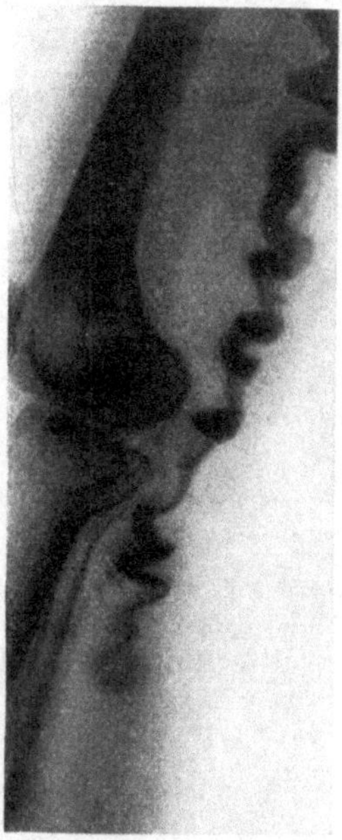

Abb. 9. Röntgenaufnahme des rechten Beines 6 Sekunden nach Perabrodilinjektion im Stehen des Patienten Abb. 8. (JAEGER).

Komplikationen: Ekzem, Beingeschwür und Venenentzündung sowie Bluterguß unter der Haut und Blutung nach außen.

Auch bei *Thrombose* ist die Diagnose der Krampfadern in der Regel leicht, wenn nämlich die betroffenen Venen als geschlängelte und erweiterte Stränge sicht- und fühlbar sind. Infiltrate, welche bei Ekzem oder Geschwür im unteren Teil des Unterschenkels häufig vorkommen und die Venenkulisse an Fesseln, Schienbeinoberfläche und Knie, Unterschenkel- oder Oberschenkelinnenseite betreffen, sind freilich nicht immer zu sehen und auch nicht immer zu fühlen, lassen aber bei tiefem Druck an der betreffenden Gegend einen Schmerz auslösen, welcher sich oft auch im Gesichtsausdruck kundgibt, abgesehen von den oben genannten Beschwerden seitens der Krampfadern; auch besteht in solchen Fällen oft, namentlich bei gleichzeitiger Venenentzündung ein Beinödem mit stehenbleibendem Fingerdruck. Gelegentlich wird ein isolierter thrombosierter Venenknoten dem Anfänger Schwierigkeiten bereiten, wenn er nicht auf Vorgeschichte und Beschwerden achtet.

Recht bemerkenswert sind die Ergebnisse der *Röntgenaufnahme* und der *photographischen Aufnahme mit Infrarotplatte:* Bei der *Röntgenaufnahme* sieht man manchmal Thrombenverkalkungen: sog. „Venensteine“ (Phlebolithen) und bei Einfüllung von Kontrastmasse (Perabrodil o. dgl.) einige Sekunden später am stehenden Kranken die erweiterten Venenstämme und -zweige: sog. „Venographie“. Bei der *Infrarotplatten-Photographie* werden die tiefen Gewebsschichten zirka 1 mm unter der Haut zur Darstellung gebracht, so daß auch das Abflußgebiet oberflächlicher und kleiner Hautvenenerweiterungen in Erscheinung tritt.

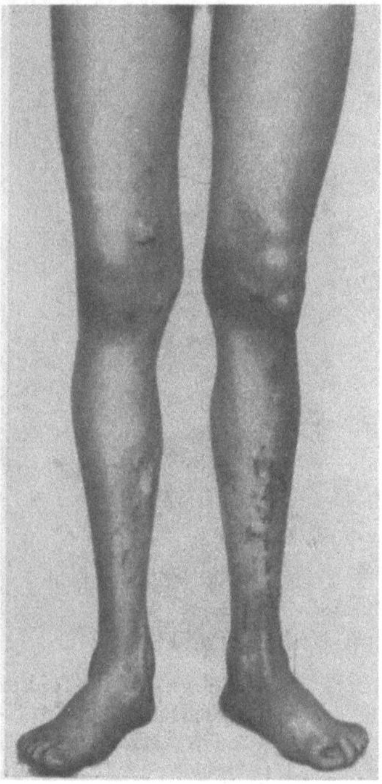

Abb. 10.
Photographie mit Isopanplatte.

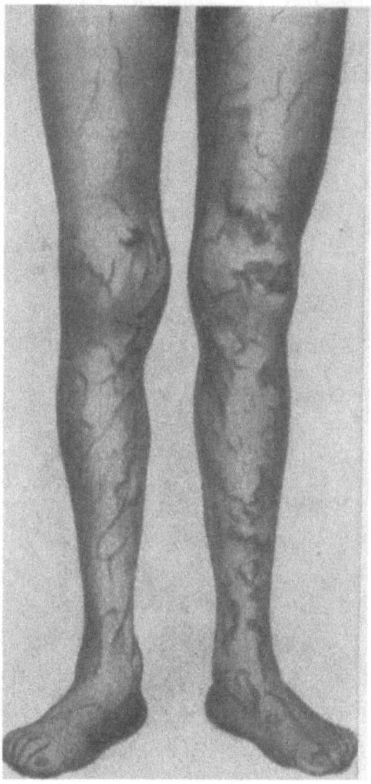

Abb. 11. Photographie mit Infrarotplatte bei Fall Abb. 10.

Zusatz. LEUN empfiehlt neuerdings zur Diagnose, übrigens auch zur Behandlungskontrolle die Vaso-, spez. Venographie, d. h. die Venendarstellung im Röntgenbild, und zwar im stereoskopischen unter Einspritzen von Kontrastmitteln, nämlich Jodölen (Jodipin, Lipiodol u. dgl.) oder besser organischen Jodverbindungen (Abrodil, Uro- oder Vasoselektan), vielleicht auch Thorotrast, welch letzteres aber von vielen Autoren als cancerogen verworfen wird; Einspritzung erfolgt in die blutgefüllte, evtl. gestaute oder besser in die entleerte Vene (in letzterem Fall empfiehlt sich Blutstauen am Oberschenkel des stehenden Patienten, dann Einstechen einer Kanüle am liegenden Patienten, Lösen der Staubinde, Blutleermachen des Beins mittels Gummibinde, Abwickeln der Gummibinde unter Liegenlassen der zirkulären Gummibinde oberhalb und schließlich Einfüllen von etwas Kontrastmasse); man achte im Röntgenbild auf Füllungszustand der Venen und Gefäßunterbrechung sowie auf Zahl und Art der Anastomosen; besonders bemerkenswert ist, daß unter Beingeschwüren zahlreiche ausgedehnte Venenkonvolute bestehen, und zwar um so mehr, je älter die Geschwüre sind. DEMEL, SGALITZER u. KOLLERT konnten die Venenklappen nur bei erschwertem Blutabfluß, nämlich bei herabhängendem Bein darstellen und fanden ihre Zahl recht unbeständig. CLODKEWITSCH u. LASKAREW sehen in der

Anastomosenbildung einen wichtigen Hinweis auf Behandlungsart und -erfolg bei Varizen. KANTOR konnte die Erweiterung aus echten oder falschen Varizen erklären. RATSCHOW, welcher über die funktionellen Vorgänge bei Varizen Studien machte, vermochte die bereits 1864 von GOLTZ erkannte aktive Funktionsleistung der Venen ebenso wie die Bedeutung der Muskeltätigkeit nachzuweisen. KINMONTH u. ROBERTSON fanden bei Venographie, daß die Injektionsflüssigkeit in mehr als der Hälfte der Fälle in gesunde Nachbar-, auch tiefe Venen abfließt, namentlich bei retrograder Injektion in die V. saphena magna mittels Ureterkatheters, so daß auch eine geringe Menge von Verödungsflüssigkeit eine Venenklappenschädigung hervorrufen kann, weshalb sie empfehlen, die Unterbindung bzw. Resektion des Venenstammes in der Leistenbeuge oder in der Kniekehle nicht mit Verödungsinjektion zu kombinieren, jedenfalls nicht mehr wie 1½ ccm Verödungsmittel einzuspritzen.

FRIMANN u. DAHL benutzen die Venographie auch zur Frühdiagnose von Thrombose tiefer Venen (vgl. Thrombose!). MASSELL u. ETTINGER raten, da die hohe Venenligatur eine unverhältnismäßig große Zahl von Mißerfolgen aufweist infolge Nichterkennung kommunizierender Venen, sehr zur Phlebographie, welche ihnen in 20 Fällen eine Lokalisationshäufigkeit von 69% ergab gegenüber 29% bei der Umschnürungsprüfung nach TRENDELENBURG. Auch PIULACH erwähnt die Venographie besonders.

2. Differentialdiagnose

Ein *Varix*, spez. der öfters in der Fossa ovalis vorkommende darf nicht verwechselt werden mit Schenkelbruch; von diesem unterscheidet er sich dadurch, daß er sich leicht und rasch durch Druck entleeren läßt und beim Drucknachlassen sich wieder füllt, dabei öfters mit Schwirren sowie daß er Blut, aber nicht Bauchinhalt enthält, auch öfters bläulich durchschimmert, sich weich anfühlt und gedämpften Klopfschall gibt — abgesehen von den meist gleichzeitig vorhandenen sonstigen Varizen.

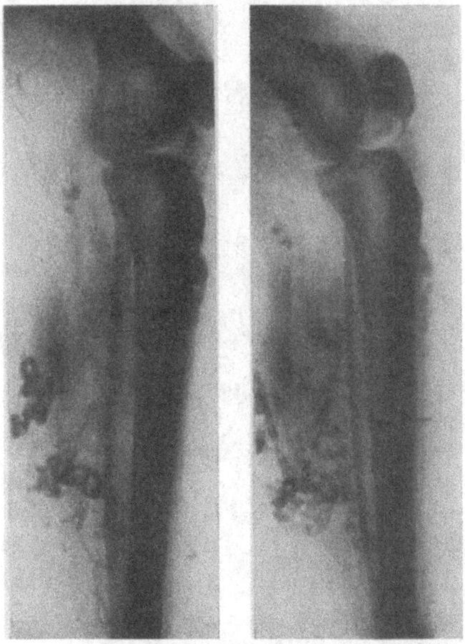

Abb. 12 u. 13. Röntgenaufnahmen von Krampfadern 6 Sekunden nach Perabrodileinspritzung am stehenden Patienten.

Im übrigen ist das Krampfaderleiden wohl meist abzutrennen von folgenden Leiden, welche in den Abschnitten „Pathologie“ und „Ätiologie“ bereits erwähnt sind:

1. *Venenstauung* allgemeiner oder örtlicher Art bei Herz-, Gefäß- und Nierenleiden sowie bei Infektionskrankheiten, ferner bei Kompression durch Geschwulst u. a. und schließlich bei Obliteration durch Thrombus nach Verletzung, Operation oder Geburt; alle solche Fälle sind meist erkennbar durch sonstige Symptome des Grundleidens ebenso wie Venenstauung bei Knochenbrüchen, Verstauchungen und Entzündungen.

2. *Gefäßgeschwulstbildung:* Diffuse genuine Phlebektasie und Phlebarteriektasie sowie Angioma cavernosum und racemosum.

Die *Dickhaut junger Mädchen*, bei welchen infolge krankhafter Proliferation von Binde- und Fettgewebe eine Massenvergrößerung der Unterschenkel in der Fesselgegend besteht neben Kühle und Bläue der Haut, wird im Zusatz „Venenentzündung" differentialdiagnostisch besprochen.

Schließlich sei nicht unerwähnt, daß ähnliche Beschwerden, wie sie bei Krampfadern hervorgerufen werden können, durch *statische Veränderungen* auftreten; daher gehört bei Beinbeschwerden zur Untersuchung auch eine eingehende Erforschung der gesamten Statik an Fuß, Knie, Hüfte und Becken usw., wobei vor allem berücksichtigt werden müssen: *Knick-Senk-Spreizfuß, X-Bein* und *Arthrosis deformans*, welche Leiden bekanntlich auch bereits im Krankheitsbeginn vor Ausbildung ausgesprochener Krankheitserscheinungen Beschwerden machen, aber durch entsprechende Behandlung beseitigt werden, so daß die Diagnose hier auch „Ex juvantibus" gestellt werden kann.

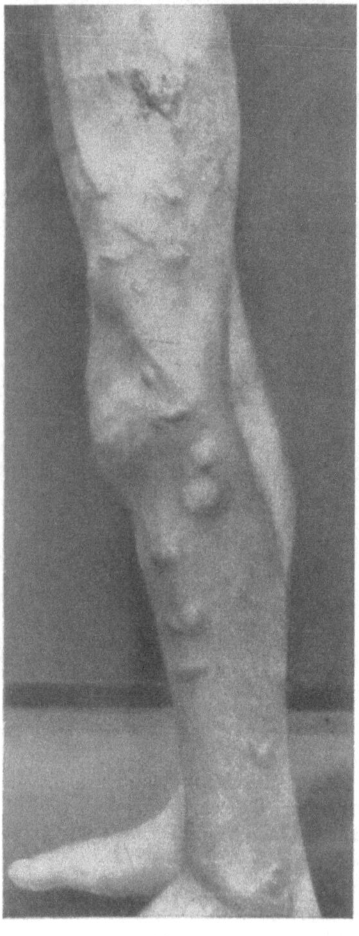

Abb. 14.
Genuine diffuse Phlebektasie.

V. Therapie

1. Konservative Therapie

Bei der *Behandlung* der Krampfadern ist zu besprechen zunächst die *konservative* und dann die *chirurgische*, und zwar hier wiederum die *operative* und die *verödende* Therapie.

Die *konservative Therapie* beansprucht gerade in der allgemeinen Praxis eine ganz besondere Beachtung. Leider gibt es viele Ärzte, welche für das Krampfaderleiden und seine Folgen nicht die nötige Anteilnahme aufbringen, sondern, sie als Crux medicorum et aegrotum betrachtend, die Hand in den Schoß legen, auch nicht die nötige Kenntnis und Geduld in der Behandlung dieses langwierigen Leidens besitzen, so daß die armen Kranken von einem Arzt zum anderen, auch zum Facharzt, früher auch zu den sog. Fachärzten für Beinleiden wandern, auch den Kurpfuscher aufsuchen oder sich selbst mit allen möglichen Hausmitteln zu helfen versuchen. Aus diesen Gründen soll im folgenden etwas näher auf die Behandlung des Krampfaderleidens eingegangen werden.

In vielen, spez. in leichteren Fällen ist die Therapie eine *konservative*, und zwar teils eine *allgemeine* und teils eine *örtliche*; eine solche konservative Therapie ist um so wichtiger, als die Operations- und Injektionsbehandlung das Leiden selbst in seiner konstitutionellen Grundursache nicht, sondern nur in seinen Teilerscheinungen zu beseitigen vermag.

Wichtig, freilich nicht immer durchführbar, ist eine *kausale* Therapie z. B. Entfernung einer auf den Venenstamm drückenden Geschwulst; auch ist gegebenenfalls angezeigt die Beseitigung eines allgemeinen: Herz-, Kreislauf-, Magen-, Darm-, Leber-

oder Nierenleidens. Zur kausalen Therapie gehört auch das Aufgeben eines Berufes mit langem Stehen; doch ist ein solcher Berufswechsel aus sozialen Gründen meist schwer und gar nicht durchführbar, sondern höchstens ausnahmsweise bei einem jugendlichen Arbeiter, welcher seinen schädlichen Beruf mit einem solchen vertauscht, wo er weniger lange stehen und schwer arbeiten muß; bei Schwangerschaft ist in der Regel deren Ende abzuwarten, ohne daß Operations- oder Injektionsbehandlung angebracht wäre, zumal da ja mit Schwangerschaftsende die Venenerweiterungen sich meist wieder zurückbilden; jedoch empfehlen manche Autoren bei schweren Krampfadern im Schwangerschaftsbeginn die chirurgische Therapie zu erwägen (s. u.).

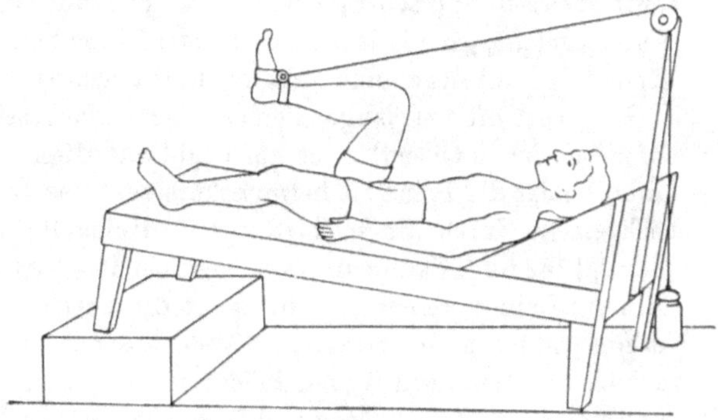

Abb. 15. Widerstandsübungen (nach HOHMANN).

Sonst empfiehlt sich eine besondere, und zwar eiweiß- und salzarme, zugleich knappe, vorwiegend laktovegetabilische Kost mit Beschränkung von Alkohol- und Tabakmißbrauch, auch Obstsaftkur und Stuhlregelung, gegebenenfalls Entfettung, auch Aderlaß. Außerdem werden empfohlen Hormone (Sexual- und Pankreashormone) und Vitamine (A, B und C), ferner Kalzium, auch AT_{10} (spez. bei Schmerzen gelobt von JAFFÉ und v. DANCKELMANN!) und schließlich einige besondere Heilmittel z. B. Proveinase (endokrine Substanzen und stabilisierte Pflanzenprodukte), Esteven (Destillat aus Hamamelis und Castania) oder Venostasin (Roßkastanienextrakt nebst Vitamin B_1), welch letzteres auch auf Grund eigener Erhebungen recht empfohlen werden kann. KOCH empfiehlt *Okavena*, d. h. Kombinationspräparat von Hypophysenhinterlappen-, männlichem und weiblichem Sexual- sowie Pankreashormon, dazu Ephedrin, Hamamelis und Convallaria majalis nebst AT_{10} und Vitamin B.

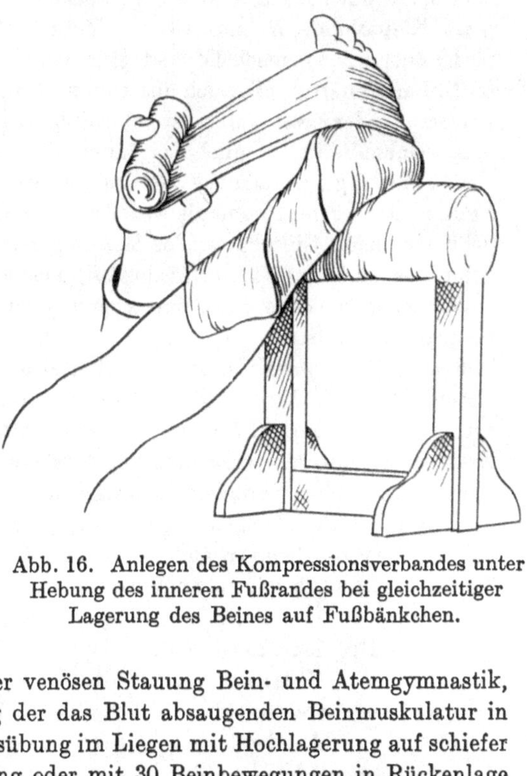

Abb. 16. Anlegen des Kompressionsverbandes unter Hebung des inneren Fußrandes bei gleichzeitiger Lagerung des Beines auf Fußbänkchen.

Gelobt wird ferner zur Behebung der venösen Stauung Bein- und Atemgymnastik, und zwar a) erstere zwecks Kräftigung der das Blut absaugenden Beinmuskulatur in Form von Gymnastik, auch Widerstandsübung im Liegen mit Hochlagerung auf schiefer Ebene mehrmals täglich 10 Minuten lang oder mit 30 Beinbewegungen in Rückenlage bei erhobenen Beinen (ähnlich wie beim Radfahren) und b) letztere zwecks Absaugens des Blutes aus der unteren Körperhälfte durch tiefe Einatmung; weiter sind zu verordnen Spazierengehen und Sport (Schwimmen und Radfahren, dagegen nicht Reiten) sowie Wechsel- und sonstige Bäder bzw. Fußbäder und -Waschungen. Massage ist wegen Emboliegefahr, jedenfalls bei bestehender Thrombose nicht ratsam. Schnürende Strumpfbänder sind abzulegen und anhaltendes Stehen ist möglichst zu vermeiden.

Möglichst oft und lange, wenigstens zur Nachtzeit, empfiehlt sich Beinhochlagerung auf Bett oder Sofa, evtl. auch auf Stuhl mit Kissen, aber im Bett nicht mit Keilkissen, da im Schlaf die Beine oft herunterkommen; das Bettende wird am besten zirka 15 cm hochgestellt durch Unterschieben von Holzklötzen, Ziegelsteinen, Platten, Büchern oder dgl. Es folgt dann zum Aufstehen ein *komprimierender Verband*, welcher die Venen in ihrem Lumen verengern und damit die Fortschwemmung thrombosierender Massen verhindern, ferner den erkrankten Venenabschnitt ruhigstellen und schließlich den Blutrücklauf in die freien Venen befördern soll. Dazu empfiehlt sich entweder ein Verband mit 8 bis 10 cm breiten und 6 bis 10 m langen Binden oder ein Strumpf, beide aus elastischem Material. Für ersteren dient entweder ein Polsterwatte- und Mullbindenverband (VOLKMANN) oder besser eine elastische Binde aus Paragummi oder aus garnumwickelten Gummimilchfäden (Lastex, Perfecta o. a.) oder (abdunstend) aus perforiertem Gummi oder (haltbarer) eine Ideal-, Diakon- o. dgl. elastische Stoffbinde oder (leichter und angenehmer, auch fester und haltbarer sowie waschbar) eine Trikotschlauch-, aber nicht (unelastisch) Flanellbinde, oder ein Verband aus elastischem Pflaster (Elastoplast, Klebrobinde, Dehnu-, Ulzera-, Vulno-, Hartmannplast u. a. sowie vor allem Poroplast) oder (nicht rutschend und gleichmäßig glatt anliegend) ein elastischer Strumpf (z. B. Lactiflorstrumpf), auch aus Gummi (mit der Zeit ausgedehnt und daher öfters zu erneuern!) oder besser (abdunstend und haltbarer) aus elastischem Stoff mit eingesponnenen Gummifäden, nämlich aus Baumwolle, Glanzgarn oder Seide (z. B. Occulta-, Graciana-, Hartwiga-, Akademie- oder anderer Strumpf), welche Strümpfe weder zu dick noch zu dünn sein dürfen, damit sie weder unangenehm noch unwirksam sind; MURPHY empfiehlt eine nach Gipsabguß oder Maß angefertigte Bandage aus Leinen oder Seide mit Schnürvorrichtung bis zum Knie hinauf) oder am besten ein Zinkleimverband nach UNNA.

Zu einem solchen Zinkleimverband verwendet man entweder selbsthergestellten Zinkleim mit Aufstreichen auf Binde bzw. Strumpf oder (einfacher) fertigbezogene Zinkleimbinde (Varicosan, Varicex, Glauko, Zinclona, Lyssia u. a.) unter Anfeuchten mit warmem Wasser. Wichtig ist Vermeidung von technischen Fehlern bezüglich Material und bezüglich Bindenanlegung, da sonst statt Erleichterung und Heilung für den Kranken Beschwerden und Mißerfolg entstehen; es ist daher über die Verbandanlegung Näheres anzugeben bezüglich Material und Anlegetechnik.

Was das *Material* angeht, so ist dies zuvor bereits erwähnt; Besonderes ist aber hinsichtlich des Zinkleimverbands zu sagen. Der zum Kompressionsverband verwandte Zinkleim wird nach folgendem Rezept hergestellt:

	Sommer	Winter	Durchschnitt
Rp. Zinc. oxyd. venet.	15	15	15 (10—20)
Glycerin. pur.	40	40	40
Gelatin. alb.	20	18	15 (10—20)
Aq. dest.	25	27	30 (25—45)
Schmelzpunkt	58^0	45^0	

Die in kaltem Wasser gequollenen und dann kräftig ausgedrückten Gelatinetafeln werden im Wasserbad erwärmt, dann dazu, unter stetem Umrühren mit nur wenig Wasser in Reibeschale eingerührt, Zinkweiß und nach und nach Glyzerin in kleinen Mengen unter stetem Umrühren zugesetzt und nach dem Erkalten in Tafeln aufgehoben; zum Gebrauch wird im Wasserbad bei 25 Grad (aber nicht zu heiß!) flüssig gemachter Zinkleim mit dickem Malerpinsel zunächst auf das Bein gestrichen und dann mehrere (zirka 4) Gazebinden darübergelegt und ebenfalls mit Zinkleim bestrichen, evtl. über einem Wundverband oder mit Fenster für Wundverband nebst Schwamm- (Faktis-) Kompresse, schließlich eine Ideal- oder Mullbinde darübergewickelt; auch eine elastische, spez. poröse Binde (Poroplastbinde) kann über dem Zinkleimverband angebracht sein (Lerch). Fervers und Zur Verth empfehlen statt Gazebinde nach Zinkleimanstrich einen dünnen und enganliegenden Seiden- oder Baumwoll-, spez. Neo-Varicinal-Strumpf mit Einschnitten an den Zehenspitzen, worauf nochmals Zinkleim aufgestrichen und der Strumpf anmassiert wird. Solmsen verwendet als billigen Verband einen solchen mit Mastisolanstrich und Idealbinde sowie feuchter Stärkebinde darüber. Verbandwechsel erfolgt meist nach 3 bis 4 Wochen, doch evtl., nämlich bei Lockerung oder Durchnässung schon früher. Weniger wirksam als ein solcher Gazebindenverband in mehrfacher Lage ist ein Trikotschlauch mit vor- oder nachherigem Zinkleimanstrich. Abnahme des Zinkleimverbandes erfolgt durch Aufschneiden und durch Abziehen mit Benzin, auch in Warmwasser.

Statt Zinkleim, welcher Baden nicht gestattet, wird empfohlen wärme- und wasserbeständiges Material aus Kautschuckmilch: *Revertex*, welches nach dem Trocknen mit 96prozentigem Alkohol oder Brennspiritus nebst einigen Tropfen Essig betupft wird zwecks Erhärtung.

Friedländer empfiehlt die Verwendung von selbst hergestelltem Zinkleim nach folgendem Rezept: Zinc. oxyd. venet. 15, Glycerin. pur. 25, Gelatin. alb. 15 und Aq. dest. 43 nebst Zusatz von 20% Calcium hydrooxydatum (zwecks Festigkeitserhöhung); in einem Gefäß werden 150 Gelatine und 430 4½% Kalkmilch im Wasserbad erwärmt und umgerührt und in einem anderen Gefäß 150 Zinkoxyd und 250 Glyzerin verrieben, dann letztere Masse der ersteren langsam zugesetzt, durch Leinwand filtriert und in Schale erstarren lassen sowie nach dem Erkalten in Wachspapier verpackt, während zum Gebrauch die Masse in siedendem Wasserbad verflüssigt wird; Mull- und Idealbinden sind 8 cm breit und 10 m lang; Hüfte, Knie und Fuß werden leicht gebeugt; am Knie laufen die Binden bogenförmig und am Oberschenkel ist Überdossierung in der Kompression zu vermeiden wegen sonst drohender Beklemmungssymptome. Zinkleim sei für die Haut dick- und für die Binden dünnflüssig; die Auftragung erfolge mit weichem Pinsel entsprechend dem Bindenverlauf, aber unter dem Knie senkrecht; den Schluß bildet Seidenpapier- oder elastische z B. Ideal-Binde; man lasse den Zinkleim langsam trocknen (ohne Formalinspray, Fönheißluftdusche o. dgl.). Fertige Zinkleimbinden werden abgelehnt wegen Unmöglichkeit der Druckdosierung und Heftpflasterbinden wegen Gefahr der Hautreizung. Bei Geschwür verbinde man mit Wismut-Zink-Bolus und Gummischwamm sowie Mullbinde in mehreren Lagen. Bei Sekretdurchtränkung empfiehlt sich Calc. carb. praecip. und trockene Mullbinde, aber keine Fensterung (Stauungsgefahr!).

Wichtiger noch als geeignetes *Material* ist beim komprimierenden Verband dessen *Anlagetechnik*: Die 8 bis 10 cm breiten Gazebinden werden am Bein angewickelt von unten nach oben, und zwar vom Zehenansatz bis unter das Knie mit Einschluß der Ferse und unter Hebung des inneren Fußrandes, daher am Fuß von außen nach innen herumgeführt, dabei dachziegelförmig sich deckend, gleichmäßig (nicht locker und nicht zu fest) angezogen ohne Schnürung und ohne Zwischenräume sowie ohne Umschläge. An Wadenbeinköpfchen, Schienbeinkante, Knöcheln und Achillessehne empfiehlt sich

Polstern mit etwas Watte oder Zellstoff. Statt Binde ist auch Strumpf verwendbar (s. o.). Zuvor wird das Bein ¼ bis ½ Stunde hochgelagert und die Haut im Reinigungsbad oder sonst mit Wasser und milder Seife bzw. alkalifreiem Seifenersatz gewaschen; eventuelles Beingeschwür wird zuvor verbunden und dessen oft ekzematöse Umgebung mit milder Paste bestrichen (s. dt.); nachher wird über dem elastischen Verband eine Mullbinde oder ein Trikotschlauch angelegt und das Bein ¼ Stunde flach gelagert, worauf Patient herumgehen kann. Bei Oberschenkelvarizen kommt freilich der Druckverband aus technischen Gründen meist nur für solche Fälle in Betracht, bei welchen die Erkrankung vorwiegend im unteren Drittel besteht; im übrigen ist Bettruhe mit Beinhochlagerung angezeigt, wenn nicht die operative Behandlung erfolgt. Sonst empfiehlt sich, wie nochmals betont sei, der obengenannte Druckverband mit Zinkleim- oder mit elastischer und poröser Klebebinde o. dgl., wie er mit bestem Erfolg in Tausenden von Fällen angewandt und empfohlen ist von Fischer, Laube, Jäger, Müller, Sonntag, Keller, Lerch, Friedländer u. a. bei den varikösem Symptomenkomplex einschließlich Beingeschwür und Venenentzündung.

Bei Komplikationen des Krampfaderleidens ist eine besondere Behandlung angezeigt, welche in den entsprechenden Zusatzabschnitten besprochen werden soll; hier seien nur erwähnt gewisse Komplikationen, welche eine *dringliche* Behandlung erfordern, nämlich *Eiterung* und *Blutung*.

Eiterung, welche sich an Erysipel, Phlegmone, Lymphangitis oder Thrombophlebitis anschließen kann, verlangt, wenn nicht konservative Therapie mit Bettruhe und Umschlägen bzw. Salbenverbänden, Wärme usw. zum Ziele führt sowie wenn allgemeine und örtliche Symptome eine Eiteransammlung anzeigen, einen Eingriff, nämlich Inzision mit anschließender Dränage bzw. Tamponade (man denke übrigens auch an *tiefe* Eiterungen z. B. an der Wade infolge Entzündung der dort gelegenen tiefen Krampfadern) und bei *Pyämie* die Unterbindung der V. saphena und V. femoralis oder V. iliaca ext., worüber im Zusatz „Venenentzündung“ noch zu sprechen ist. Zusätzlich empfehlen sich Sulfonamide und Penicillin.

Blutung, welche bei Wandverdünnung oder Wandentzündung der Krampfadern eintreten kann, manchmal auch durch ein Trauma ausgelöst, im übrigen durch Stauung u. a. (z. B. in der Schwangerschaft) gefördert wird und dann einen bedrohlichen Blutverlust bedingen kann, verlangt Bettruhe mit Hochlagerung und Druckverband, ausnahmsweise Unterbindung oder Umstechung sowie Hämostyptika.

2. Operative Therapie

In gewissen, namentlich in ausgesprochenen Fällen von Krampfadern wird man an Stelle der *konservativen* Therapie, da diese gewöhnlich nicht zur Heilung des Grundleidens führt, die *operative* Therapie erwägen. Dagegen ist die Operation unnötig bei durch Thrombose einsetzender Spontanheilung, zwecklos bei Phlebektasie durch allgemeines oder örtliches Leiden (Herz- und Kreislaufstörung, Thrombose, Unterleibs- oder Beckengeschwulst) und aufzuschieben bei allgemeinen oder örtlichen Infektionen (Ekzem, Erysipel, Phlegmone, Lymphangitis, Thrombophlebitis, Sepsis sowie bei jauchendem Beingeschwür) und wohl auch in der Regel bei Schwangerschaft, insofern sie im ersterem Fall nicht ungefährlich und im letzterem Fall meist mit Rücksicht auf den Rückgang der Krampfadern nach der Geburt nicht nötig sein dürfte; kontraindiziert ist die Operation bei Obstruktion tiefer Venen, wobei ein genügender Blutabfluß nicht gewährleistet erscheint; schließlich bilden Gegenanzeige gewisse allgemeine Leiden, nämlich Arteriosklerose, Diabetes, Bürgersche Krankheit und derartige Blutumlaufstörungen. Bei Vorliegen infektiöser Prozesse: Furunkel, Ekzem, Phlegmone, Abszeß, Erysipel, Lymphangitis, Thrombophlebitis usw. ist die Operation, wenn nicht hier durch Venenthrombose überhaupt eine gewisse Spontanheilung erfolgt, aufzuschieben bis zur volligen Abheilung jener. Operationsgefahren sind einmal Infektionen, welche sich aber bei entsprechender Auswahl der Fälle und bei entsprechender Asepsis so gut wie vermeiden lassen, und dann Thromboembolie, welche immerhin in ½ bis 1% der Fälle vorkommt und eine beachtliche Operationsmortalität bedingt, vielleicht sich aber heutzutage durch entsprechende Prophylaxe und Therapie weitgehend beschränken läßt (vgl. Thrombose!). Natürlich verlangt die Operation eine *stationäre* Behandlung. Aus allen diesen Gründen ist heutzutage die operative Therapie durch die Injektionstherapie sehr zurückgesetzt worden; immerhin bleibt die operative Therapie wegen ihrer recht sicheren Wirkung angezeigt in manchen, vor allem in ausgesprochenen Fällen, dann aber am besten frühzeitig, nämlich vor Ausbildung des varikösen Symptomenkomplexes mit seinen Komplikationen: Ekzem, Beingeschwür, Venenentzündung und Elephantiasis. Rezidive sind freilich auch bei sachgemäßem Vorgehen nicht ausgeschlossen; Mißerfolg wird berechnet zu fast 25%, ist im übrigen etwas verschieden bei den einzelnen Operationsverfahren und Krankheitszuständen. Wichtig ist die Auswahl der in jedem Einzelfall angezeigten Therapie, namentlich des besonderen Operationsverfahrens; dazu empfiehlt sich eine genaue Untersuchung des Patienten, auch Sichtbarmachen der Krampfadern durch Anstreichen am stehenden Kranken mit Höllensteinstift nach vorheriger Jodtinkturpinselung oder mit Karbolfuchsin, Gentianaviolett o. dgl., evtl. auch Venographie. Zur Schmerzbetäubung wählt man möglichst die örtliche in Form der Umspritzungs- oder Leitungsanästhesie am N. femoralis und evtl. auch am Plexus lumbo-sacralis, ausnahmsweise, namentlich bei doppelseitigen Fällen auch die Lumbal- bzw. Periduralanästhesie oder die allgemeine Betäubung. Die Nachbehandlung ist die bei der konservativen Therapie angegebene mit Kompressionsverband für längere Zeit, nämlich für Wochen bis Monate.

An *Operationsverfahren* sind eine Reihe verschiedenartiger angegeben, welche in einer dem Grad des Eingreifens entsprechenden Reihenfolge aufgezählt werden sollen:

1. *Perkutane Umstechungen* (Schede und Kocher; übrigens bereits von Celsus und dann von Velpeau, Delpet u. a. ausgeführt): Zahlreiche, nötigenfalls 100 bis 200 Seidenfäden werden mit gebogener, feiner und drehrunder, sog. Darmnadel durch die Haut neben den nach obiger Vorschrift zuvor markierten Varizen eingestochen, diese unterfahren sowie auf der anderen Seite des Venenstammes durch die Haut wieder ausgestochen und dann die Fäden mit Spannung auf der Haut evtl. über Gummiröhrchen geknüpft; nach 3 bis 5 Tagen werden die Fäden entfernt, nach 8 Tagen Aufstehen erlaubt und nach 2 bis 3 Wochen Arbeitsfähigkeit erwogen. Das Verfahren ist angezeigt bei ausgedehnter Varizenbildung mit positivem Trendelenburgschem Zeichen; es ist kosmetisch und unbedenklich, auch gegebenfalls zu kombinieren mit den sonstigen Operationsverfahren, spez. mit der Saphenaresektion; am Wadenbeinköpfchen vermeide man den N. peroneus. Nach Löhr brachte in der Kieler Klinik die perkutane Venenumstechung zwar schöne augenblickliche, aber nur ungenügende Dauererfolge.

1a) *Subkutane Discisionen* (Klapp): Ebenso wie bei den vorgenannten perkutanen Umstechungen kann man multiple Inzisionen an den Varizen ausführen mit feinem sichelförmigem Tenotom bzw. Saphenotom von der Haut aus schräg durch die zuvor markierten Venenstämme; auch hier wird meist die hohe Unterbindung oder Resektion der V. saphena magna zuvor ausgeführt.

2. *Ligatur oder besser* (zwecks Verhütung der Venenstammregeneration nach PERTHES) *Resektion der V. saphena magna* (TRENDELENBURG bzw. PERTHES): In Lokalanästhesie von einem Querschnitt oder von einem nach unten konvexen Bogenschnitt genügend weit innen und ziemlich, aber nicht ganz hoch, nämlich etwa handbreit unterhalb des Leistenbandes über dem vorher markierten Stamm der V. saphena magna wird diese nahe ihrer Einmündung in die V. femoralis freigelegt und unterbunden oder besser auf mehrere (5 bis 10) Zentimeter reseziert ohne Ablösung oder Zerrung des Venenstammes (wegen sonst drohender Embolie); es folgt Hautnaht, Kompressionsverband und Hochlagerung für 2 bis 3 Wochen; nötigenfalls sind 2 bis 3 Hauptstämme zu resezieren. Es ist wohl dies das bei Krampfadern am häufigsten angewandte Operationsverfahren; es ist aber nur angezeigt bei positivem TRENDELENBURGschem Zeichen, so bei Klappeninsuffizienz im Anfangsteil der V. saphena magna, aber nicht bei Klappeninsuffizienz oder Obstruktion der tiefen Venen und nicht bei variköser Entartung der Seitenäste. Die Operation läßt sich auch mit anderen Verfahren, spez. mit mehrfachen Venenstammresektionen kombinieren. Besserung oder Heilung erfolgt in 50 bis 75% und Mißerfolg in fast 25%, letzteres vor allem bei falscher Krankenauswahl (vgl. JEANNEL u. a.!). Rezidiv wird beobachtet in 20% und mehr durch sekundäre Erweiterung klappenloser Venen nach Jahren; auch die Wiederherstellung der Wegsamkeit des Saphenastammes bei dessen bloßer Unterbindung ist beobachtet (GÖRLICH, LEDDERHOSE). Thromboembolie droht in ½ bis 1%; trotz aseptischem Verlauf kam es wiederholt zur Thrombose des zentralen Teils der Saphena mit nachfolgender Embolie; da der nur an der Ligaturstelle, aber nicht an der sonst intakten Intima haftende Thrombus sich losreißen kann, so empfiehlt sich — abweichend von dem Vorschlag TRENDELENBURGS — die Unterbindung der Saphena

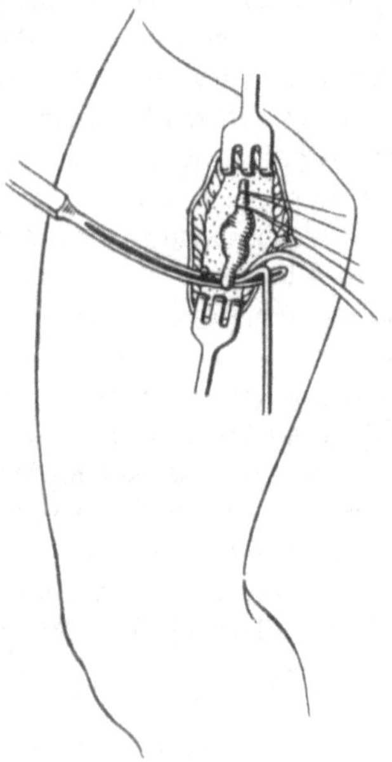

Abb. 17. Operation nach TRENDELENBURG: Von einem Schrägschnitt handbreit unterhalb des Leistenbandes erfolgt Resektion der V. saphena magna nebst Unterbindung der Vene oben und unten sowie der Seitenäste.

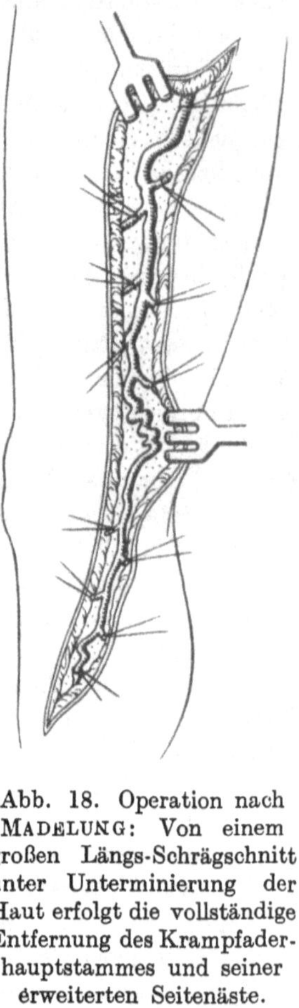

Abb. 18. Operation nach MADELUNG: Von einem großen Längs-Schrägschnitt unter Unterminierung der Haut erfolgt die vollständige Entfernung des Krampfaderhauptstammes und seiner erweiterten Seitenäste.

hoch oben, und zwar dicht am Abgang aus der Femoralis, im übrigen die Operation überhaupt nur bei strenger Indikation vorzunehmen (REICHEL). LÖHR fand in der Kieler chirurgischen Klinik bei geeigneten Fällen zirka 50% Dauerheilung und ein etwas besseres Ergebnis bei gleichzeitiger Exzision variköser Venen. Infektion kommt vor bei bestehender allgemeiner oder örtlicher Entzündung, deren Abheilung jedenfalls abgewartet werden muß, ehe man operiert. Im übrigen hat sich die kleine Operation der Saphenaunterbindung bzw. -Resektion in der Chirurgie durchgesetzt. TRENDELENBURG konnte bei seiner Veröffentlichung 1891 bereits auf zehnjährige Erfolge zurückblicken. Seitdem ist der Wert der Methode — richtige Auswahl der Fälle vorausgesetzt — durch tausendfältige Beobachtungen von den verschiedensten Seiten erhärtet worden. Über Dauerergebnisse berichtet u. a. GÖRLICH aus der v. BRUNS'schen Klinik: 147 Saphenaunterbindungen bei 108 Patienten ergaben Dauerheilung 27,54%, aber selbst bei Wiederherstellung der Strombahn 79% Besserung und Mißerfolge 21%. MILLER fand 78% Dauerheilung. BECKER verzeichnete 50% gutes Ergebnis. SLAVIN bemerkt, daß Varizenknoten, welche bei Anlegen mehrerer Staubinden in Abständen an Unter- und Oberschenkel und nach Abnehmen von unten nach oben bis auf die oberste beim stehenden Patienten verbleiben, zusätzlich zu unterbinden sind; bei 200 Fällen hatte er damit guten Erfolg mit nur $3^1/_3$% Rezidiv (gegen 10 bis 25% sonst). STEINER u. PALMER empfehlen an Hand von 3000 Fällen eine vereinfachte Varizendiagnose hinsichtlich Operationsanzeige: Ausreichend ist der TRENDELENBURGsche Versuch; bei positivem Ausfall erfolge Ligatur und Resektion der Saphena; bei negativem Ausfall ist angezeigt Kompression oberhalb des Knies und bei verbleibendem Venenkollaps Ligatur oberhalb und an der V. femoralis; bleibt zwischen den Ligaturen eine Venenerweiterung, so ist dort zu injizieren; bei rascher Venenfüllung besteht entweder Rückfluß aus der V. poplitea in die V. saphena parva oder Rückfluß aus den tiefen Venen in die oberflächlichen; bei erneuter Kompression unterhalb der Einmündung der V. saphena parva in die V. poplitea ist bei positivem Ausfall die hohe Unterbindung vorzunehmen; bei doppelt positivem Zeichen erfolge die hohe Unterbindung und anschließend Unterbindung der V. saphena magna dicht unter dem Knie zusätzlich der an der Einmündung in die V. femoralis.

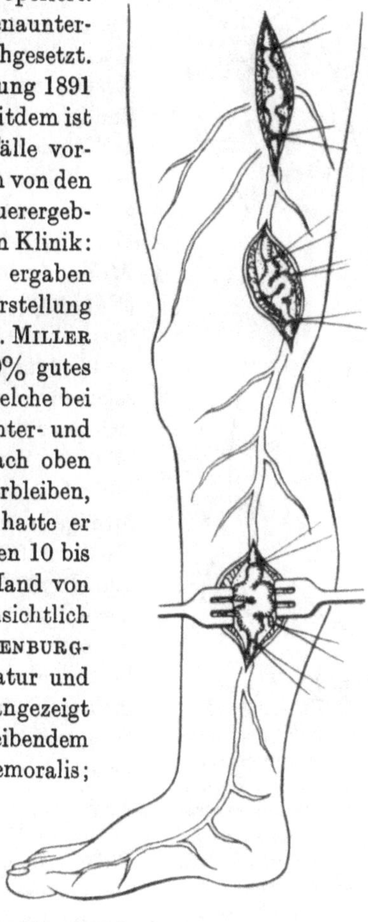

Abb. 19. Operation nach NARATH: Resektion der erweiterten Venenstämme und -zweige von mehreren kleinen Längs-Schrägschnitten.

3. *Ausschneidung der veränderten Hauptvenenstämme samt ihren Verzweigungen an Ober- und Unterschenkel* (MADELUNG): Großer Längs- oder Schrägschnitt mit Keilexzision der verwachsenen und verdickten, daher bei Unterminierung leicht nekrotisch werdenden Haut und Resektion der Hauptvenenstämme im Zusammenhang mit ihren Ver-

zweigungen bis zum Quellgebiet; zuvor Unterbindung der V. saphena magna. Diese eingreifende Operation ist angezeigt bei stark ausgedehnten, aber vorwiegend umschriebenen, jedenfalls begrenzten Venenpaketen in Geschwulstform. Dauererfolg ist zu erwarten in 75 bis 85% (LANDERER berechnet zirka 80% Dauererfolg und BECKER 86% gutes Ergebnis; LÖHR hatte ideale Erfolge; SCHAPIRO fand bei 50 Fällen öfter Rezidive bei Exstirpation der *varikösen Venen*, bessere Resultate aber bei gleichzeitiger Exzision der Varikositäten am Unterschenkel und Exstirpation des ganzen Stammes). Rezidiv ist nicht sicher ausgeschlossen, auch häßliche und empfindliche Narbenbildung und Gefahr von Infektion, Hämatom und Wundrandnekrose, so daß man diese Operation nur in schweren Fällen anwenden wird. Bewegungsbeeinträchtigung von großen, oft 60 bis 70 cm langen Narben dagegen konnte FRÄNKEL ebenso wie REICHEL nicht beobachten.

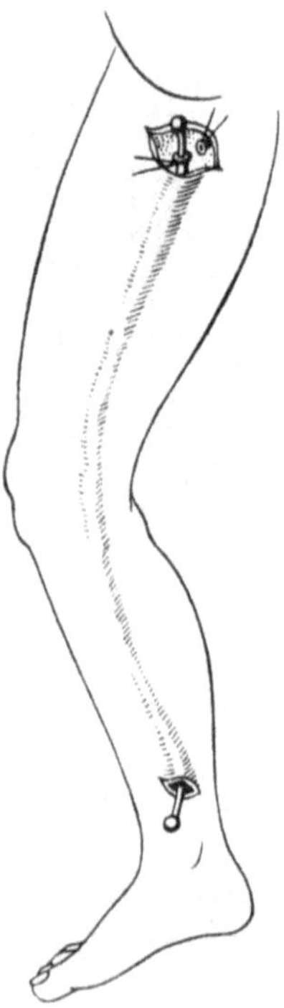

Abb. 20. Operation nach BABCOCK: Resektion des Saphenahauptstammes samt Zweigen von kleinen Einschnitten zentral und peripher unter Zurückziehen eines möglichst weit peripherwärts eingeschobenen und mit Einbinden des Venenendes verbundenen Kupferdrahtes.

4. *Mehrfache Resektion von erweiterten Venenstämmen und -Zweigen* (NARATH): Verschiedene kleine Längsschnitte unter Resektion der isolierten Venenstränge, welche am besten vorher markiert sind; zuvor Resektion der V. saphena magna. Diese Operation ist schonender und kosmetischer als die vorige, freilich weniger radikal, aber doch in der Regel genügend; sie ist angezeigt bei veränderten Venenstämmen und -Zweigen, auch bei Knotengeflechten mit seitlichen Verbindungen. Es entstehen nur kleine strichförmige Narben, welche man um so eher in Kauf nehmen wird, als die auffälligen Krampfaderstränge nachhaltig beseitigt werden. In ähnlicher Weise wie NARATH verfuhr CASATI, welcher die Venen an mehreren Stellen von je 4 cm langen Hautschnitten freilegte, die zugängige Strecke von jedem Schnitt subkutan isolierte und aus der Wunde herauszog, und SARBER, welcher die mehrfache Resektion der V. saphena magna in Abständen von einigen Zentimetern von der Einmündungsstelle bis zur Knöchelgegend ausführte mit gutem Erfolg ohne Rezidiv, sowie VERF., welcher diese Methode vor Einführung der Injektionstherapie oftmals mit gutem Erfolg ausführte.
5. *Subkutane Resektion des ganzen Saphenastammes oder eines großen veränderten Teiles samt den vom Stamm abgehenden Zweigen* (BABCOCK): Kleiner Einschnitt am Saphenastamm im Bereich des Oberschenkels oben, Unterbinden des zentralen Endes, Einführen eines langen biegsamen Kupferdrahtes mit je einem dicken und einem dünnen Knopfende in den Stamm möglichst weit peripherwärts evtl. bis nahe zum inneren Knöchel, dort Einschneiden auf den Sondenknopf, Unterbinden des peripheren Gefäßendes, Einbinden des zentralen Gefäßendes an den Sondenknopf und Herausziehen der Sonde samt Venenstamm und Abgängen nach oben, und zwar kräftig, doch langsam und gleichmäßig, wobei die Seitenäste abreißen, aber unter Intimaaufrollung und Gefäßrohrretraktion die Blutung bald steht. Diese Operation hat Erfolg in 75% und ist angezeigt bei ausgedehnten Varizen an Stamm und Hauptästen, aber nicht

bei diffusen, spez. verästelten und geschlängelten Hautvenen. Nach Löhr ergab die Babcocksche Operation zusammen mit Venenexzision am Unterschenkel 73% gute und 27% schlechte Resultate. Schapiro empfiehlt, um das Mißlingen der Extraktion oder das Abreißen des Venenstammes zu vermeiden, eine von oben einzuführende Sonde mit nur einem Knopf, um welche das untere Ende der Vene fest eingebunden wird, worauf durch Zurückziehen der Sonde die Vene invaginiert wird. Hosemann verwendet einen Draht, dessen oberer größerer Knopf einen Durchmesser von mindestens 12 mm hat und an der Befestigungsstelle etwas plan gestaltet ist, so daß sich die Vene nicht umstülpt, sondern auf dem Draht zusammenschiebt. Cecca exstirpiert die varikösen Venen nicht, sondern verlagert sie unter die derbe Faszie von Unter- bzw. Oberschenkel. Mayo unterbindet die V. saphena zentral, fädelt dann das periphere Ende durch den Ring eines der Uterusküretten ähnlichen Instrumentes, schiebt dieses unter Hautanspannung entlang der Vene subkutan vor und löst diese unter Abreißung kleiner Seitenäste aus ihrer Lage, um sie durch Einschnitt auf den Ring des in seiner ganzen Lage eingeschobenen Instrumentes herauszuziehen. Mamourian klemmt nach hoher Unterbindung der V. saphena magna von einem zweiten Schnitt an der Knieinnenseite die Vene doppelt ab, führt in ihre Lichtung eine geöhrte Sonde ein, leitet sie aufwärts bis zum ersten Schnitt durch, knüpft die Vene an die Sonde fest an und zieht sie nach unten heraus. Über sehr gute Erfolge mit dem Operationsverfahren nach Babcock berichtete neuerdings aus Amerika Summers.

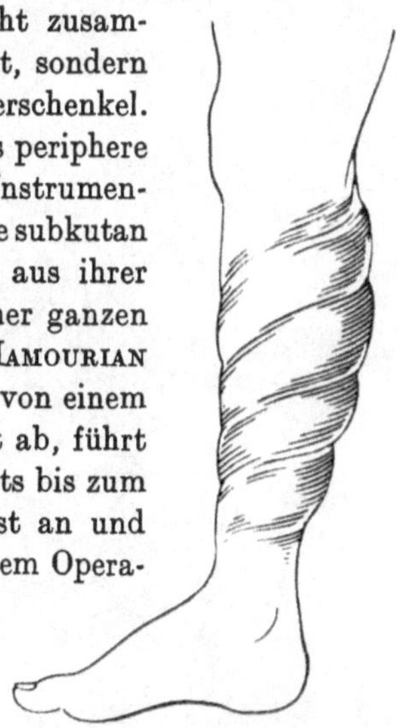

Abb. 21. Operation nach Rindfleisch: Varizenunterbindungen unter spiraliger Umschneidung des Unterschenkels.

6. *Spiralige Umschneidung des Unterschenkels mit Varizenunterbindung* (Rindfleisch und Friedel): Umschneidung des Unterschenkels (unter Umgehung eventueller Beingeschwüre) in mehreren (3 bis 6), zirka 10 cm voneinander entfernten Spiralen vom Knie bis zum Fuß unter doppelter Unterbindung aller erweiterten Venen bis auf die Faszie mit oder ohne Wundtamponade. Diese Operation ist radikal, aber nicht ungefährlich und ist unkosmetisch wegen häßlicher, nämlich ausgedehnter und tiefer Narben, die besonders bei Frauen unangenehm auffallen, auch nicht ohne Komplikationen: Ödem, Elephantiasis, Fußbehinderung usw., daher heutzutage so gut wie verlassen. Um die breiten und tiefen Spiralnarben zu vermeiden, geht Schultze folgendermaßen vor: Nach Saphenaunterbindung legt er, am Knöchel beginnend, eine fortlaufende Hinterstichnaht mit feuchtem Jodkatgut in Spiraltouren an, so daß die Stiche ziemlich eng liegen an den gefaßten Venen und daß die einzelnen Spiraltouren etwa 3 Daumenbreiten auseinanderliegen, und $1\frac{1}{2}$ cm oberhalb der 1. Nahtreihe parallel in gleicher Weise.

Empfohlen ist auch die *zirkuläre Umschneidung am Bein*, und zwar je nach Varizen-Lokalisation am Oberschenkel an der Grenze des mittleren und unteren Drittels oder ausnahmsweise, nämlich bei auf die Knöchelgegend beschränkten Varizen am Unterschenkel handbreit unter dem Knie (Schede u. Petersen, Nussbaum, Wenzel, Schneiderlein, Georgi, Koch u. a.). Konik fand bei 28 mit Zirkelschnitt operierten

Fällen von Varizen und Beingeschwür (19) oder Varizen allein (9) nach 3 Jahren bei mehr als 50% Rezidive.

Bei gleichzeitigem Unterschenkelgeschwür rühmt MARIANI die zirkuläre Umschneidung des Unterschenkels oberhalb des Geschwürs nebst Durchtrennung aller subkutanen Gefäße bis auf die Faszie.

Ebenso wie die letztgenannte Operation findet wohl auch kaum Verwendung die *Einpflanzung der V. saphena magna in die V. femoralis* oder *V. poplitea* distal von deren Klappen zwecks deren Einschaltung bei Fehlen oder Undichtigkeit der Klappen, welche Operation freilich unsicher und wegen Thromboemboliegefahr auch nicht unbedenklich ist. DELBET empfahl die Saphena-Femoralis-Anastomie.

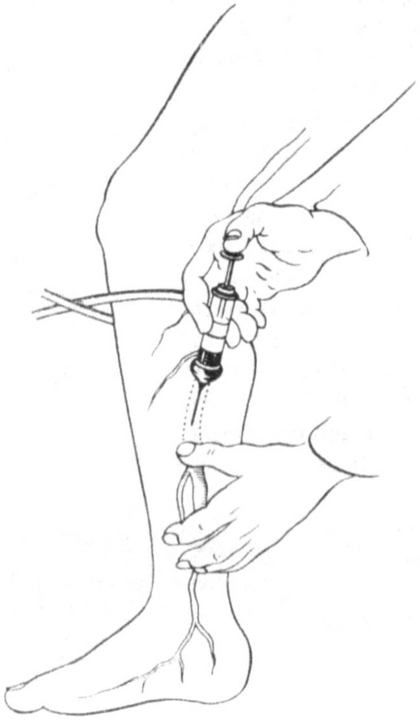

Abb. 22. Verödungstherapie: Nach Einführen der mit Spritze versehenen Hohlnadel in die gestaute Vene und Blutaspiration erfolgt die Einspritzung des Verödungsmittels in die unter Entfernen der Staubinde und Ausstreichen der Vene peripherwärts entleerte Krampfader.

Schließlich ist ebenfalls unsicher und eingreifend, auch wohl verlassen die *Verlagerung der V. saphena magna unter die Faszie* sub- oder intramuskulär im Bereich des M. sartorius oder der Adduktoren (HANSEN).

Erwähnt sei noch die Infiltration des lumbalen Sympathicus (LERICHE) und die Resektion des lumbalen Grenzstrangs (PERPINA).

Von allen genannten Operationen dürfte heutzutage die meiste Anerkennung finden die Resektion der V. saphena magna nach TRENDELENBURG-PERTHES und sonst ohne oder mit ihr die multiplen perkutanen Umstechungen nach SCHEDE-KOCHER, die mehrfachen Teilresektionen nach NARATH und die subkutane Resektion des Hauptstammes nach BABCOCK, wobei man das betreffende Operationsverfahren nach der bei den einzelnen Operationen genannten Anzeige wählt.

PRATT macht aufmerksam auf arterielle Varizen, welche bei oberflächlicher Betrachtung für einfache Varizen gehalten werden, aber nicht auf venöser Klappenschwäche beruhen, weshalb die üblichen Behandlungsmaßnahmen fehlschlagen müssen, sondern welche auf angeborene arterio-venöse Anastomosen zurückgehen, wobei es nicht zu langsamer, sondern zu plötzlicher Varizenentstehung kommt; er fand sie unter 272 Fällen 65mal, also in 24%; therapeutisch ist bei vereinzelten Querverbindungen ein Verödungsversuch angebracht, sonst müssen sämtliche Anastomosen unterbunden und durchtrennt oder bei Mißerfolg wegen Gefäßwanddünne das entsprechende Venenstück reseziert werden.

Anmerkung: Bei intrakutanen Venenerweiterungen in „Besenreiserform", welche weder durch Operation noch durch Injektion angreifbar sind, wird man manchmal, namentlich bei Frauen aus kosmetischen Gründen eine Beseitigung versuchen durch Mikrobrenner mit Glüheisen oder Hochfrequenzstrom, Diathermie, Kohlensäureschnee, Röntgen- oder Radiumbestrahlung.

3. Injektionstherapie

Mit Rücksicht auf die Nachteile der vorgenannten Krampfaderoperationen, welche zwar bei richtiger Auswahl der Fälle und der Operationsmethoden viele gute Erfolge, aber auch später (nach Jahren) eine Reihe von Rezidiven und sofort die Gefahr der Lungenembolie mit sich bringen, ja auch *stationär* durchgeführt werden müssen, hat sich gegenüber der *operativen* die *Injektionstherapie* heutzutage immer mehr durchgesetzt, ja jene bis auf gewisse Fälle beschränkt oder doch ergänzt. Die Vorteile der Injektionstherapie sind nämlich ganz erhebliche: Sie ist ambulant, auch ohne Schmerzbetäubung und vom Praktiker ausführbar, wohingegen Bettruhe und Berufsunterbrechung nicht notwendig sind; sie hat weiterhin gegenüber der Operation eine viel, nämlich eine 10- bis 100mal geringere Zahl von Lungenembolien; schließlich hat sie in den geeigneten Fällen viele gute und anhaltende Erfolge, wenn auch Rezidive wohl etwas häufiger und früher vorkommen als bei den meisten Operationen, was sich aber durch Wiederholung der Einspritzungen oder durch deren Kombination mit Operationen verhüten und beseitigen läßt — ganz abgesehen davon, daß bei der Injektionstherapie keine Narben gesetzt werden.

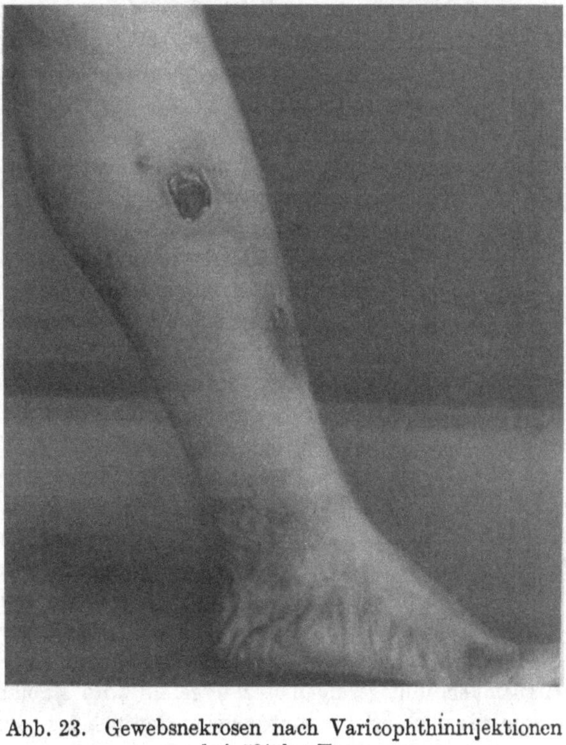

Abb. 23. Gewebsnekrosen nach Varicophthininjektionen bei 53jähr. Frau.

Soll aber Erfolg erreicht und Mißerfolg vermieden werden, so ist eine entsprechende *Anzeigestellung* und eine entsprechende *Ausführung* unerläßlich. Was erstere, nämlich die *Anzeigestellung* angeht, so ist eine Auswahl der Fälle notwendig. *Gegenanzeige* bilden allgemeine und örtliche Infektion (Sepsis, Ekzem, Pyodermie, Furunkel, jauchendes Beingeschwür, Erysipel, Lymphangitis und Thrombophlebitis) sowie Herz-, Nieren- und Kreislaufstörungen, Arteriosklerose, hämorrhagische Diathese und Diabetes, weiter wohl meist Schwangerschaft, ferner Bettlägerigkeit und schließlich vor allem Erkrankung aller oder vieler tiefer Venen mit entsprechender Blutabflußbeeinträchtigung, wobei das TRENDELENBURG'sche Phänomen negativ ist und die Behinderung der Blutstrombahn in den tiefen Venen auch aus folgendem Versuch hervorgeht: Bei Punktion der vorhandenen Varizen tropft nicht Blut aus der Kanüle bei Erheben des Beins um 45⁰ über die Waagerechte und Ausstrecken des Beins. Ungeeignet sind auch dem Schienbein unmittelbar aufliegende Krampfaderstränge und diffuse Venenerweiterungen über der Oberschenkelmitte. Manche Autoren scheuen nicht Einspritzungen auch am Oberschenkel, spez. in dessen unterem Drittel. KLOSSMANN, WICKLMANN, DODD u. a. brauchen die Injektionstherapie gegen Krampfadern auch in der Schwangerschaft bis zum 8. Monat (z. B. behandelte DODD 17 Fälle schwerer Krampfadern während der Schwangerschaft mit gutem Erfolg durch Injektion von 60% Glukoselösung und Ligatur). Nach Entbindung Schwangerer erwäge man Krampfaderverödung nicht vor ¼ Jahr und nach Infektion, spez. Thrombophlebitis nicht vor ½ Jahr, behandle in letzteren Fällen auch zuvor mit Penicillin o. dgl. *Anzeige* geben besonders beginnende und nicht ausgedehnte Fälle von Krampfadern, namentlich kleinere und größere Strangvarizen, dagegen weniger sackförmige Knoten und ausgedehnte Varizenstämme sowie Krampfadern mit dichtem Anastomosennetz.

Ebenso wichtig wie die *Anzeigestellung* ist die *Ausführung*, und zwar sowohl hinsichtlich eines geeigneten *Mittels* wie hinsichtlich der *Einspritzungstechnik*. Das zur Einspritzung verwandte *Mittel* soll einerseits *ungiftig* und andererseits *wirksam* sein im Sinne einer Endothelverätzung nebst festhaftendem Thrombus. Als Mittel verwandte man früher teils paravenöse: Ergotin, Alkohol u. a. teils intravenöse: Eisenchlorid, Jodtannin, Karbolsäure u. a.; aber erst durch LINSER und NOBL, welche geeignete Mittel angaben, kam die Einspritzungsbehandlung der Krampfadern zur allgemeinen Verwendung. LINSER empfahl die schon von TAVEL (neben 5prozentiger Karbolsäure) angewandte 1prozentige Sublimatlösung in Menge von 1 bis 2 ccm; ZION bestätigt die guten Erfolge der Sublimatinjektionen bei 800 und HEMPEL (SONNTAG) bei 50 Fällen; doch wurde neben recht günstiger Wirkung auch Nierenreizung beobachtet. Man ging daher, nachdem schon 1875 ZAHN im Tierversuch Venenthrombosierung durch Kochsalzkristall oder -Lösung erzielt hatte, über zu hypertonischer (10) — 20 — (30)prozentiger Kochsalzlösung, evtl. mit Anaesthetikumzusatz (Varicophthin, Varimedyl, Cabiose u. a.), wobei auch nur wenige (½—5) ccm eingespritzt werden; wegen ihrer guten Wirksamkeit und geringen Rezidivgefahr wird sie namentlich für recht starke Varizen empfohlen; doch erlebte man verschiedentlich bei paravenöser Injektion, aber auch bei Durchstechen der Venenwand oder Herausziehen der Nadel aus der Vene recht unangenehme Gewebsnekrosen. NOBL wählte daher eine 50 bis 66⅔prozentige Traubenzuckerlösung, welche in letzterer Hinsicht wenig bedenklich, freilich aber auch nicht so wirksam ist (Varicocalorose, Varicosmon, Cabiven u. a.); jedenfalls muß man bei Zuckerlösungen eine größere Menge einspritzen (bis 50—70 ccm, während bei Kochsalzlösung wenige Kubikzentimeter genügen); HORN u. FOGED hatten auch eine tödliche Lungenembolie ¼ Stunde nach Zuckerlösunginjektion und FRIEDLÄNDER fand 5 Minuten nach Zuckerlösunginjektion bei Operation nach MOSKOWICZ 30 cm entfernt von der Injektionsstelle Blut in mikroskopisch kleinen Klümpchen an der Innenwand festhaften, weshalb er der Zuckerlösung eine entsprechende Konzentration eines Elektrolyten zuzusetzen empfiehlt. KRÖDING hatte mit 10 bis 40 ccm 60 bis 65% Traubenzuckerlösung nebst etwa 2% Novocain bei 220 Fällen Erfolg, der nur in einzelnen Fällen durch Nachinjektion nach 1 Jahr ergänzt werden mußte. Daneben verwandte man 20- bis 30prozentige Natr. salicyl.- oder 10prozentige Chininurethanlösung, welch erstere in Frankreich und Skandinavien anscheinend viel verwendet wird, evtl. nebst 0,01 Novocain (SICARD sowie BAZALLIC und DUNBAR vgl. FRIEDLÄNDER!) sowie HANSEN und welch letztere auch bei Hämorrhoiden und bei Hydrozele mit Erfolg angewandt wird, aber nicht ungiftig, daher bei Krampfadern, welche nicht ganz kleine Mengen verlangen, nicht empfehlenswert ist, aber von KATTEL der Natriumsalicylatlösung vorgezogen wird, da bei 20 bis 30% Lösung Schmerzen und Nekrosen auftreten. Auch genannt werden Argochrom (SCHÖNHOFF) und 10% Sodalösung. Schließlich ist angewandt worden auch Preglsche Lösung (MATTHEIS, SCHANZ, WITTEK u. a.), bei welch letzterer aber tödliche Lungenembolie beobachtet worden ist (HOHLBAUM), was ja wohl verständlich ist, da solche Lösung keine genügende Venenwandschädigung mit festsitzenden Thrombus machen dürfte; HOHLBAUM ebenso wie SCHANZ verlangen daher hohe Saphenaligatur und 8 bis 10 Tage Bettruhe, womit das Verfahren den Vorteil ambulanter Behandlung verliert — abgesehen von der schon erwähnten Bedenklichkeit solcher Lösung bezüglich Lungenembolie. Preglsche Lösung ist daher nicht zu empfehlen. Am besten, nämlich am wirksamsten und unschädlichsten hat sich wohl erwiesen das Varicocid (Lebertranfettsäureester) in 5—(10) prozentiger Lösung; die 5% Lösung nach guten Erfahrungen hier und anderwärts ist ebenso wirksam wie unschädlich; bei Verwendung einer 10%-Lösung besteht nach WICKLMANN Gewebsnekrosegefahr, weshalb dieser Autor vor Entfernung der Kanüle Nachspritzen von etwas phys. Kochsalzlösung aus neuer Spritze empfiehlt; nach Untersuchungen von FRIEDLÄNDER erfolgt bei Varicocid eine Hämoglobinschädigung, also Giftwirkung, welche allerdings in der Regel unbedenklich ist; doch erlebte er 5' nach Injektion von 3 ccm 10% Varicocidlösung einmal nierenkolikartige Krämpfe; HAAP berichtet über leichte Kollapserscheinungen; PRAVER u. BECKER sahen allergische Symptome. Auch Variclaudin wird von verschiedenen Autoren empfohlen. Von den genannten Mitteln haben sich anscheinend am meisten Anerkennung erworben Varicocid sowie Kochsalz- und Zuckerlösung. FRIEDLÄNDER verwendet einige (bis 3, höchstens 5) ccm 20% Kochsalz- oder 20 bis 60 ccm Zucker-Elektrolyt-Lösung und KRÖDING zieht der Kochsalzlösung (Nekrosegefahr!) und dem Varicocid (Unverträglichkeit!) Traubenzuckerlösung vor (s. o.).

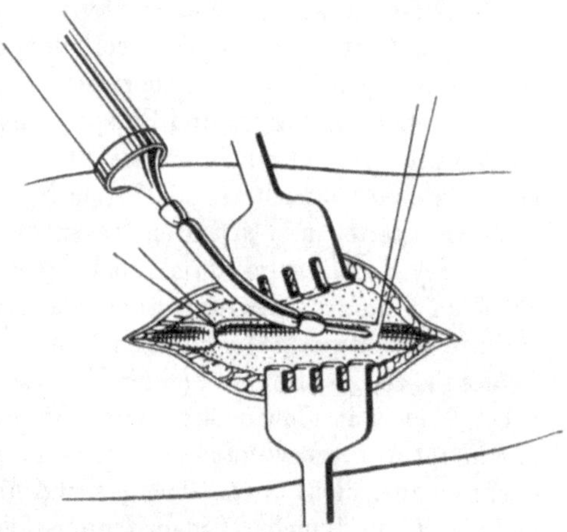

Abb. 24. Injektionsbehandlung bei gleichzeitiger Saphenaunterbindung mit stumpfer Kanüle Gummirohr in die mit Fadenzügel angeschlungene Vene peripherwärts.

Ebenso wichtig wie die Wahl eines geeigneten *Einspritzungsmittels* ist die *Einspritzungstechnik*. Voraussetzung ist strengste Asepsis aller Gegenstände: Arzt, Operationsfeld, Instrumente und Lösung. Die Einspritzung erfolgt entweder in die volle oder (wirksamer!) in die vorher entleerte Vene, und zwar im Stehen, Sitzen oder Liegen des Kranken, dabei im ersteren Fall am besten auf einem Treppengestell mit Geländer, auch auf einem Stuhl oder Tisch an der Zimmerwand. FRIEDLÄNDER empfiehlt, daß der Patient zunächst beim Venenanstechen steht und dann sich horizontal langsam auf den Tisch, um den angelegten unteren Gefäßrand sich drehend, hinlegt, worauf das Bein bei leicht gebeugter Hüfte und Knie allmählich so hochgehoben wird, daß die Varicen blutleer sind und daß die Verödungsflüssigkeit nicht gleich wieder abfließt (Stromruhe nach Strömungsumkehr). HERRMANG verwendet, um die Hände frei zu behalten, für die Injektionsspritze einen Haltegurt. Die Haut wird an der Einspritzungsstelle in der üblichen Weise mit Äther und Alkohol, evtl. auch mit Jodtinktur oder besser Dibromol o. a. vorbereitet. Die erweiterten Venen werden nötigenfalls vorher markiert mit Farbstift oder -lösung; oberhalb wird durch Fingerdruck oder Stauungsbinde bzw. Stauungsapparat die betreffende Blutader gestaut, dann eine kurz abgeschliffene und nicht zu feine, dabei scharfe Kanüle nebst 2—5—10-ccm-Rekordspritze mit exzentrischem Konus an proximaler Stelle eingeführt und Blut angesogen, dann evtl. die Stauung entfernt und die Vene mit dem linken Daumen peripherwärts ausgestrichen, worauf die Einspritzung vorgenommen wird. Einstich erfolgt an einer möglichst proximal gelegenen Varikösität und Einspritzung peripherwärts. Man vermeide Durchstechung der Vene in ihrer ganzen Breite, benutze daher auch eine recht kurz abgeschliffene Nadel. Man kann auch manchmal mit Erfolg in die blutgefüllte Vene einspritzen, wird aber bei stark erweiterten und gefüllten Venen diese besser vorher entleeren. Vor dem Herausziehen der Kanüle wird, damit nicht aus dem angelegten Venenloch Inhalt ausströmt, ein Tupfer aufgedrückt und nach dem Herausziehen weiter angehalten; auch Nachspritzen von etwas phys. Kochsalzlösung wird empfohlen. Es folgt das Hochlegen des Beines für einige Minuten und ein Druckverband durch auf die Stichwunde gelegte Gaze nebst Binde mit Flachlagern für ¼ Stunde; dann kann und soll Patient herumgehen, überhaupt Körperbewegung ausführen unter Beschränkung von Mittags- und Nachtruhe, darf sich aber nicht überanstrengen und nicht massieren. In einer Sitzung werden meist mehrere (3 und mehr) Einspritzungen vorgenommen, wobei man proximal beginnt. Nötigenfalls werden die Einspritzungen wiederholt nach 1—3—4 Wochen, und zwar evtl. mehrmals — ebenso wie später bei Rezidiven. Bei paravenöser Injektion soll man die Injektion sofort abbrechen und phys. Kochsalzlösung oder Blut in die Umgebung einspritzen; auch mache man einen feuchten oder Salben-Verband und Wärme sowie Bettruhe und bei anschließender Vereiterung Inzision und Dränage. (Paravenöse Injektion zeigt sich meist durch heftiges Brennen sofort bei oder nach dem Einspritzen; dagegen wird vom Patienten öfters über Beinkrampf hinterher geklagt auch bei richtiger Einspritzung ins Venenlumen, was auf eine der Einspritzung differenter Flüssigkeit folgende Gefäßkontraktion zurückzuführen ist). Zur Verhütung von periphlebitischer Reaktion bei Rezidivspritzungen rät ROGGE zu Verwendung kleiner Mengen und Beachtung genügender Zeitzwischenräume sowie längerer Schonzeit, auch Vorsicht bei distaler Injektion. Bei schmerzhafter Gewebsverhärtung empfiehlt FRIEDLÄNDER Einspritzung von 2 ccm Perparin in die A. femoralis.

Die Injektionstherapie hat Erfolg in über 75%; davon sind fast 66⅔% Erfolge von Dauer, während die Zahl der Rezidive auf 10—33⅓—50% berechnet wird. Wie gesagt, sind oft *mehrere* Einspritzungen notwendig und solche evtl. nach 1 oder mehreren Jahren zu wiederholen. Lungenembolie ist bei Wahl eines geeigneten Einspritzungsmittels und bei zweckentsprechender Nachbehandlung mit komprimierendem Verband nebst Herumgehen äußerst selten. Infektion und Blutstauung lassen sich beide vermeiden bei geeigneter Auswahl der Kranken.

Für besondere Fälle, nämlich für ausgedehnte Krampfadern am Oberschenkel mit Hauptstammerweiterung empfahl MOSKOWICZ gleichzeitige Saphenaunterbindung und Einfüllung von 10 bis 100 bis 150 ccm 60 bis $66^2/_3$prozentiger Dextroselösung an der zuvor markierten Stelle des Saphenahauptstammes, wo die freigelegte Saphena hoch oben unterbunden und im unteren Wundwinkel mit Katgutfaden angeschlungen sowie von einem kleinen Einschnitt peripherwärts eine stumpfe Kanüle mit Olivenansatz oder ein Harnleiterkatheter in den Venenstamm eingeführt wird; jedoch ist die gleichzeitige Saphenaunterbindung wegen erhöhter Emboliegefahr nicht recht zu empfehlen (JAEGER, KLAPP, SÖRRA, USTERBORN, ATLAS, KINMONTH u. ROBERTSON, LUKE u. MILLER, OCHSNER u. MAHORNER u. a.), während manche Autoren mit gutem Erfolg sie verwendet haben (Vgl. WICKLMANN, VIGONI, MENEGAUX, PERGOLLA u. QUERIMEAU u. a.).

Wohl zu erwägen ist jedoch die Kombination von Saphenaresektion und Varizeninjektion, wobei letztere evtl. nachträglich erfolge, in geeigneten Fällen, was aus verschiedenen Berichten zu entnehmen ist. So hatte HOHN bei Saphenaresektion und Unterschenkelinjektionen 69% Erfolg, allerdings auch nicht wenig Versager sowie 5 Wundinfektionen und 1 Todesfall an Phlegmone, auch nach perkutaner Injektion 2 Embolien, LUKE u. MILLER bei Saphenaunterbindung und retrograder Injektion 21 Komplikationen, nämlich Blutungen und Eindringen des Verödungsmittels in die tiefen Venen, ja in die Arterie mit Thrombose, weshalb sie nicht mehr wie 0,5 ccm erlauben und während der Injektion Fußbewegungen sowie nachher Herumgehen verordnen. MAC ELOCE u. MAISEL hatten bei 365 Fällen 79% Erfolg, und zwar bei verschiedenen Operationsverfahren, dabei 88% bei multipler Ligatur, 85% bei hoher Saphenaligatur und 81% bei hoher Saphenaligatur nebst Exstirpation eines Venenteiles; nachfolgende Verödungsinjektion war nötig bei hoher Ligatur am häufigsten (45%) und bei hoher Ligatur nebst retrograder Injektion am wenigsten (2%); Embolie war seltener bei hoher Ligatur als bei Venenexstirpation oder -injektion.

Zusatz 1: Ekzem

Zusätzlich ist es in einer für den Praktiker bestimmten Abhandlung über das Krampfaderleiden notwendig, auch dessen *Komplikationen*, und zwar diese wenigstens in ihren praktisch wichtigen Punkten, spez. hinsichtlich der Behandlung zu besprechen: in Betracht kommen *Ekzem*, *Beingeschwür*, *Venenentzündung* und *Elephantiasis*, während *Zellgewebsvereiterung* und *Blutung*, welche einen *dringlichen* Eingriff verlangen können, bereits bei der Therapie des Krampfaderleidens erwähnt sind. Übrigens muß bezüglich der Komplikationen hier betont werden, daß durch eine zweckmäßige Behandlung des Krampfaderleidens mit Kompressionsverband, Operation oder Verödung die Venenstauung behoben wird, wodurch auch die Folgekrankheiten verhütet oder gebessert bzw. geheilt werden können.

Das *Ekzem*, welches bei dem Krampfaderleiden dadurch entsteht, daß durch Ernährungsstörungen infolge fehlerhafter Blutversorgung die Haut im Sinne einer Stauungsdermatitis mit der Zeit immer mehr verändert wird, und zwar teils verdünnt (atrophisch) teils verschwielt (sklerotisch), zugleich kühl und bläulich-bräunlich-schwärzlich verfärbt, evtl. marmoriert oder mit bräunlichen Pigmentflecken, auch oft durch Bindegewebsneubildung und -verhärtung pachydermieartig, unelastisch und unverschieblich, soll hier nur hinsichtlich der *Behandlung* erwähnt werden und auch dies nur in Kürze, da das Ekzem im wesentlichen in das Gebiet der Dermatologie gehört, also nach dessen Grundsätzen zu behandeln ist. Wichtig ist, wie gesagt, die gleichzeitige Behandlung des ursächlichen Leidens, also der Krampfadern. Daneben wird empfohlen *allgemeine* Behandlung mit reizloser, spez. salz-, gewürz- und fleischarmer Kost, wobei das Kochsalz ersetzt wird durch Titrosal, Hosal o. dgl., und mit Stuhlregelung; auch werden verwendet Hormone, Vitamine, Eisen, Arsen, Kalzium, Reizkörper u. a. Die *örtliche* Behandlung, welche vorbereitet wird durch Abwaschen des Beines (mit Benzin oder besser mit Öl und Alkohol), evtl. durch Quarzlampen- oder Röntgenbestrahlung zur Entfernung von Medikamentenresten sowie von abgestoßenem Gewebe und Wundsaft, umfaßt viele Heilmittel verschiedener Zusammensetzung und verschiedener Medikamententrägermasse: Pulver, Salbe, Paste und feuchter Umschlag, wobei die Auswahl nach dem Individuum und nach dem Stadium zu erfolgen hat, auch Versuch und Wechsel angezeigt ist. Dabei gilt im allgemeinen die Vorschrift, daß je chronischer und torpider das Ekzem ist, um so schärfere Mittel am Platze sind und umgekehrt, und daß man gewöhnlich mit einem *milden* Mittel anfängt und dann nach Bedarf andere, auch schärfere anwendet. Je nach der Schärfe der einzelnen Ekzemmittel ergibt sich folgende Skala: Zinkoxyd, Wismut, Borsäure, Salizylsäure, Resorzin, Schwefel, Ichthyol, Thigenol, Lenigallol, Tumenol, Naphthalin, Steinkohlenteer, Pyrogallussäure und Chrysarobin. Im allgemeinen kann der Praktiker folgende Anweisungen befolgen: *Bei zunehmendem Nässen, namentlich bei akutem Ekzem*: Zink-, Fissanzink- oder Vitriolzinköl, kühle Umschläge mit Kamillentee, 1prozentiger essigsaurer Tonerde, 2prozentiger Resorzinlösung, 3prozentigem Borwasser u. dgl.; zuvor Pinseln mit Pyoktanin- oder mit 2—10prozentiger Höllensteinlösung (Feuchter oder Salbenverband sind hier im allgemeinen nicht angezeigt, da sonst das Sekret nicht eintrocknen kann, ja die Haut mazeriert); später kann man dann übergehen zu Salben oder Pasten (Salizyl-, Dermatol- o. dgl. Paste) und schließlich zu Puder (Bolus o. dgl.); *bei geringem Nässen*: Zink- oder Wismutzinkpaste; *bei Krustenbildung*: 2—10prozentige rote oder weiße Quecksilbersalbe, evtl. mit 2 bis 5% Perubalsam; *bei trockener Schuppung:* Naphthalin, Adiplantin, Unguentolan, Argoflavin, 2—5prozentige Salizyl- oder Resorzinsalbe, auch Lenigallol oder Tumenol sowie Teerpräparat; *bei chronischem Ekzem:* Salbe mit Zusatz der oben genannten Mittel verschiedener Schärfe je nach Wundzustand; *bei Juckreiz:* Teer- oder Schwefelpuder oder -salbe, 5prozentige Lenigallol- oder Tumenolzinkpaste, Schwefelmixtur; *bei Schmerzempfindung:* nach Bedarf örtlich Percain-, Panthesin-, Pantocain-, Anaesthesin- o. a. Salbe oder Zyclo-, Orthoform- o. a. Puder, evtl. mit Mentholzusatz sowie *innerlich* Sedativa (Bromostrontiuran u. a.) und Hypnotica (Adalin u. a.); auch Kalzium ist zu versuchen.

Zusatz 2: Beingeschwür

Das von alters her berüchtigte, als „Kreuz“ für Arzt und Patient bekannte *Beingeschwür* beansprucht wegen seiner Häufigkeit und Schädlichkeit sowie Langwierigkeit die allergrößte Beachtung seitens des Praktikers; es soll ausführlich, aber hier freilich nur soweit berücksichtigt werden, als es durch das Krampfaderleiden bedingt ist als „Ulcus cruris varicosum“.

Das *Vorkommen* dieses Geschwürs ist außerordentlich groß, spez. bei der arbeitenden Bevölkerung, auch bei den Hausfrauen („Allerweltsleiden“).

Seine *Lokalisation* ist vorwiegend, ja fast ausschließlich an der *unteren Hälfte* des Unterschenkels, und zwar besonders *innenseits* und hier wieder über der freien Schienbeinfläche und -kante vorn-innen und am häufigsten und am hartnäckigsten oberhalb des inneren Knöchels, woselbst die Haut dünn und ungepolstert dem Knochen aufliegt. Das *linke* Bein als das besonders belastete („Stand- und Sprungbein") ist *häufiger und stärker betroffen* als das *rechte*; im übrigen ist das Geschwür bisweilen doppelseitig. Am meisten beteiligt sind *Frauen*, und zwar diese jenseits des 40. Jahres.

Die *Größe* ist wechselnd von Linsen- bis Handtellergröße und darüber, ja bisweilen $^2/_3$ bis $^3/_4$ oder sozusagen den ganzen Gliedumfang einnehmend: „zirkuläres Ulkus".

Die *Zahl* ist ein- oder mehrfach, dies auch bei Krampfadern nicht selten.

Ursache für die Entstehung des Beingeschwürs beim Krampfaderleiden, welches im übrigen die Grundbedingung setzt, sind oft kleine Verletzungen, Scheuerwunden oder Kratzeffekte, aber auch schon Blasen und Nekrosen der ekzematösen Haut, gelegentlich auch zerplatzte oder entzündete Krampfaderknoten und manchmal ein stumpfes oder scharfes Trauma, wobei das Geschwür (nicht wie an anderen Stellen und überhaupt bei gesunder Haut) bald und restlos abheilt, sondern zu einem schwer heilenden, dabei nach Fläche und Tiefe sich ausdehnenden Substanzverlust führt, weil eben die Haut infolge ungenügender und ungeeigneter Blutversorgung seitens des unbrauchbaren, nämlich kohlensäure- und schlackenhaltigen Blutes die Geschwürsheilung verhindert, dies namentlich bei anhaltendem Stehen mit in den Venen peripherwärts strömendem Blut, oft auch, weil eine Infektion des Geschwürs hinzutritt, wobei Erysipel, Lymphangitis und Thrombophlebitis vorkommen können.

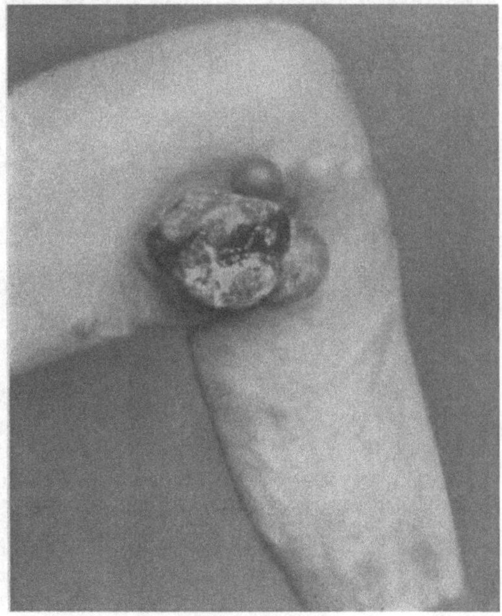

Abb. 25.
Thrombosierter gangränöser Varix bei 32jähr. Frau.

Infolge der durch Blutumlaufstörung bedingten mangelhaften Heilungstendenz kommt es bei dem Geschwür zu schmierig belegtem und trockenem Grund und zu knorpelartig verhärteten Rändern, auch zu sklerotischer Atrophie der Umgebung mit dünner, glatter und unverschieblicher Haut, wodurch wiederum die Blutversorgung, damit die Heilung des Geschwürs beeinträchtigt und dessen Vergrößerung begünstigt wird; dabei spielt auch eine ungünstige Rolle die Ansiedlung von Bakterien: Eitererregern und gelegentlich Diphtheriebazillen sowie Saprophyten, auch Pyozyaneus- und Pseudodiphtheriebazillen u. a., welch letztere von den echten Diphtheriebazillen, die übrigens nur selten und nur unter besonderen Umständen (Übertragung von Diphtheriekranken bzw. -bazillenträgern) gefunden werden, mit Sicherheit nur durch Kultur auf Sondernährböden und durch Tierversuch zu unterscheiden sind. Gelegentlich führt zu Geschwürsbildung auch Platzen oder Brand von Varixknoten oder -strängen.

Je nach dem Entwicklungsstadium bieten die varikösen Beingeschwüre ein recht verschiedenes *Krankheitsbild:* Einmal oberflächliche und umschriebene, dabei meist, namentlich bei Sitz über dem inneren Knöchel auffallend schmerzhafte Erosionen mit braunroter und derber Hautinfiltration, dann tiefgreifende Substanzdefekte mit zerfallenem Grund und mit infiltrierten, oft harten Rändern bei entzündeter Umgebung, weiter bei Heilung flache Geschwüre mit gut granulierendem Grund und mit epithelumsäumten Rändern; der Geschwürsgrund ist entweder frisch oder faul, manchmal schlaff (glasig) oder üppig (geschwulstartig), bisweilen schmierig und braun-schwarz, auch jauchend und stinkend, und die Ränder sind unscharf und erhaben, auch bisweilen hart-kallös und gelegentlich unterminiert-sinuös. Je nach der Beschaffenheit spricht man von erethischen, torpiden, kallösen und phagedänischen Geschwüren.

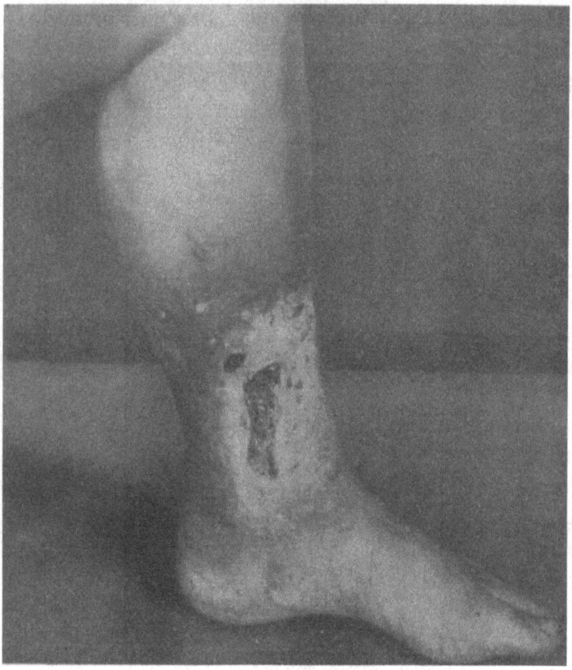

Abb. 26.
Ulcus cruris varicosum am Innenknöchel bei 54jähr. Frau.

Komplikationen sind, außer dem Chronisch- sowie Tiefer- und Größerwerden des Geschwürs, u. a. Verwachsung mit Faszie, Muskel, Sehne, Gelenk und Knochen nebst Muskelatrophie, Gelenk- und Sehnenversteifung und Knochenhautentzündung, ferner Infektion mit Erysipel, Lymphangitis, Thrombophlebitis, Phlegmone oder Abszeß sowie Amyloidose und Pyämie, welch letztere aber wegen Verödung der Lymph- und Blutbahnen in der Geschwürsumgebung nicht eben häufig ist, weiter Ölem und bei länger dauernder Erkrankung, spez. bei zirkulärem Ulkus oder bei wiederholter Wundrose, Lymphangitis, Thrombophlebitis und Phlegmone Elephantiasis und schließlich bei jahre- oder jahrzehntelangem Bestand nicht allzu selten, aber im ganzen doch nicht häufiger Entwicklung von (Plattenepithel-) Karzinom.

Die *Diagnose* des Krampfadergeschwürs ist in der Regel leicht auf Grund der gleichzeitig bestehenden, allerdings manchmal erst nach langem Stehen sichtbaren Krampfadern sowie auf Grund der Beschaffenheit des Geschwürs nach Grund und Rändern; wichtig ist auch typischer Sitz in der unteren Hälfte des Unterschenkels innen und die Heilungsneigung bei sachgemäßer Behandlung. Unter Umständen ist zur Diagnose heranzuziehen die Untersuchung von Wundsekret (Bakterien), Harn (Zucker), Blut (Blutbild und serologische Prüfung) sowie von Temperatur und Puls, evtl. auch Probeexzision nebst histologischer Untersuchung, welch letztere Untersuchungsverfahren noch bei der Differentialdiagnose zu erwähnen sind. Unter Umständen kann auch die Röntgenuntersuchung Anhaltspunkte geben zum Nachweis der ursächlichen Krampfadern mit Hilfe der Vaso-, spez. Venographie (vgl. Krampfadern!).

Die *Differentialdiagnose* des Krampfadergeschwürs gegenüber anderen Beingeschwüren ist nicht immer leicht, da Krampfadern auch bei letzteren vorhanden sein können und da auch die Beschaffenheit des Geschwürs nach Lage sowie nach Grund und Rändern nicht immer den betreffenden Ursprung beweist, auch die Geschwürszahl nicht ausschlaggebend ist, insofern *mehrfache* Geschwüre manchmal auch bei Krampfadern vorkommen, aber vorwiegend an allgemeine (tuberkulöse oder syphilitische) Krankheit denken lassen. Es kommen differentialdiagnostisch folgende Geschwüre in Betracht, bei welchen das Grundleiden — abgesehen von Lage und Beschaffenheit des Geschwürs — aus seinen sonstigen Symptomen meist erkennbar ist, wobei chemische, bakteriologische, serologische, biologische und histologische Untersuchungen heranzuziehen sind:

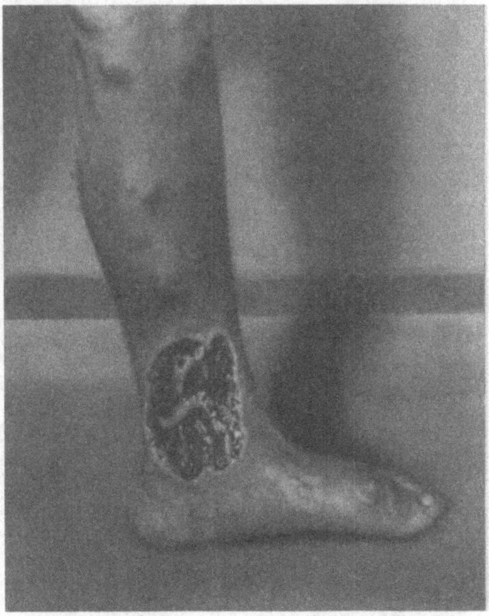

Abb. 27. Ulcus cruris varicosum permagnum am Innenknöchel bei älterer Frau.

1. *Traumatisches* Geschwür nach stumpfer oder scharfer Verletzung, auch komplizierter Fraktur, Schuß, Verbrennung, Erfrierung, Verätzung, Scheuerung usw. nebst Infektion mit Eitererregern, Diphtheriebazillen usw.; hier anzuschließen sind *entzündliches Geschwür* bei Pyodermie u. dgl. und *narbiges Geschwür* auf dem Boden schlecht durchbluteter Narbe (dabei in deren Bereich gelegen und schlecht heilend).
2. *Nekrosegeschwür* bei Arteriosklerose, Diabetes und Angiospasmus sowie bei perniziöser Anämie.
3. *Trophisches oder neuropathisches Geschwür*, auch als „Malum perforans“ bei Tabes, Syringomyelie, Spina bifida, Myelitis und sonstigen Rückenmark- und Nervenerkrankungen oder -verletzungen; hier ist differentialdiagnostisch wichtig Symptome des Nervenleidens: Pulslosigkeit, Gehstörung, Schmerzen beim Gehen und auch evtl. bei Bettruhe sowie Lokalisation an der Zehe u. a.
4. *Syphilitisches Geschwür* bei Lues II und III sowie congenitalis. Hier ist der Sitz des Geschwürs statt an der unteren Unterschenkelhälfte wie bei Krampfadergeschwür meist anderswo, nämlich an oberer Unterschenkelhälfte, Knie oder Oberschenkel, seltener Wade und Fußrücken. Der Grund ist gelblich-speckig belegt. Ränder sind steil und scharf: „wie mit dem Locheisen ausgestanzt“. Form ist rundlich, auch nieren-, schlangen-, hufeisen- oder girlandenförmig, überhaupt „polyzyklisch“. Wichtig sind auch multiple, strahlige, bläulich- und später weißlichglänzende Narben früherer Geschwüre in der Umgebung sowie Vorgeschichte, sonstige Luessymptome,

Wassermannsche Reaktion und Heilerfolg bei spezifischer Behandlung mit inneren (Jodkali u. dgl.) und äußeren (Jodoform oder Ungt. cinereum oder Penicillin) Mitteln.

5. *Tuberkulöse* und *aktinomykotische Geschwüre* sind selten, übrigens öfters multipel, auch meist bei Jugendlichen und oberflächlich; am ehesten finden sie sich in der Umgebung tuberkulöser Fistelöffnung sowie bei Skrofuloderma und Lupus sowie bei Erythema induratum BAZIN; Grund ist graurötlich evtl. mit Tuberkelknötchen und Rand flach, unterminiert und bläulich. Diagnostisch wichtig sind auch Körpertemperatur und Blutkörperchensenkung, Tuberkulinprobe und histologische Untersuchung sowie Vorgeschichte und klinischer Befund.

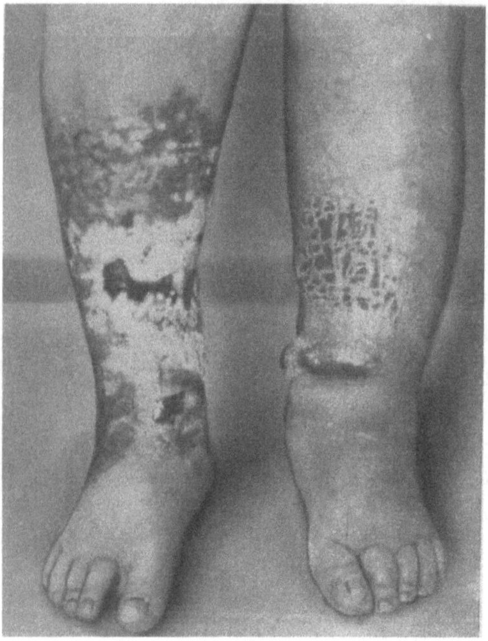

Abb. 28.
Ulcus cruris varicosum beiderseits bei 33jähr. Frau.

6. *Karzinomgeschwür* ist ausgezeichnet durch zunehmende Vergrößerung mit Fortschreiten nach Fläche und Tiefe sowie durch Geschwulstbildung mit schnell wachsenden, kolbigen und harten Granulationen; Grund ist warzen- oder kraterförmig, evtl. mit ausdrückbaren Krebszapfen und Ränder derb und erhaben („wallartig"), evtl. unterminiert. Manchmal entsteht das Karzinom in alten Narben. Gleichzeitig, aber selten und meist erst spät finden sich dabei Lymphdrüsen- oder gar Organmetastasen. Nötigenfalls mache man Probeexzision nebst histologischer Untersuchung.

Die *Prognose* des Krampfadergeschwürs ist bezüglich der Heilung nicht günstig; das überreiche Schrifttum über seine Behandlung ebenso wie die ständige Anpreisung neuer Mittel seitens der verschiedenen chemischen Fabriken beweist am besten, wie undankbar im allgemeinen, wenigstens in der Praxis die Behandlung und wie wenig günstig die Heilungsaussicht ist. Spontanheilung ist möglich, namentlich bei zweckentsprechender Behandlung einschließlich der des Krampfaderleidens durch Bettruhe und Hochlagerung bzw. durch elastischen Druckverband u. dgl., wird aber gewöhnlich unmöglich oder schwierig durch Vernachlässigung infolge Unkenntnis oder Ungeduld des Arztes oder infolge Unverstandes oder Unvermögens des Patienten — ganz abgesehen von dem bei konservativer Behandlung fortbestehenden Grundleiden im Sinne des varikösen Symptomenkomplexes. Bisweilen, aber doch recht selten kommt es bei langem Bestand zur Krebsentwicklung evtl. mit Übergreifen auf den Knochen und häufiger zu anderen Komplikationen, spez. Infektionen, welche bereits oben besprochen sind.

Die *Therapie* hat zu berücksichtigen einerseits das Grundleiden mit seiner Venenstauung andererseits das Geschwürsleiden als solches in seinen verschiedenen Formen.

Die Beseitigung der Venenstauung ist von größter Wichtigkeit, weil das Unterschenkelgeschwür dann am ehesten heilen kann. Diese Behandlung scheitert jedoch oft an dem Unverstand, Leichtsinn oder Unvermögen des Kranken. Wenn man nicht Operation oder Injektion der Krampfadern (s. o.) vornehmen will oder kann, so besteht die Behandlung in Bettruhe und Hochlagerung bzw. in komprimierendem Druckverband sowie Diät, Stuhlregelung, Venostasin oder Provenase, Reizkörper, Jodkali, Hormonen, Vitaminen (A und C, z. B. Eviron 300 mg täglich, womit SIEDENTOPF u. KRÜGER in schweren Fällen in kurzer Zeit oftmals Heilung erzielten). Bettruhe und Hochlagerung wird in allen schweren Fällen empfohlen, und zwar nicht nur bis zur Geschwürsabheilung, sondern bis zu dessen Vernarbung; dadurch wird das Beingeschwür manchmal in einer geradezu verblüffenden Weise zur Heilung gebracht; freilich lassen sich viele Kranke, auch bei dem anfänglichen Erfolg hinsichtlich Beschwerden und Geschwürszustand getröstet und zuversichtlich, nicht weiter im Bett halten, auch wenn der Arzt mit Entschiedenheit darauf zu dringen sucht. Später oder bei Unmöglichkeit der genannten Behandlung empfiehlt sich, wie schon bei der Krampfaderbehandlung näher geschildert ist, ein Kompressionsverband, und zwar entweder ein Polsterwatte-, Mull- und Stärkebindenverband oder ein Verband mit elastischer (Trikotschlauch-, Gummi-, Ideal-) Binde oder ein elastischer Klebe- (Elastoplast- oder Klebro-) Bindenverband oder ein Zinkleimverband, evtl. unter Fensterung für Wunde mit deren Verband nebst Schwamm- (Faktis-) Kompression, so daß das Geschwür nach Bedarf neu verbunden werden kann, ohne den Druckverband zu wechseln. KELLER

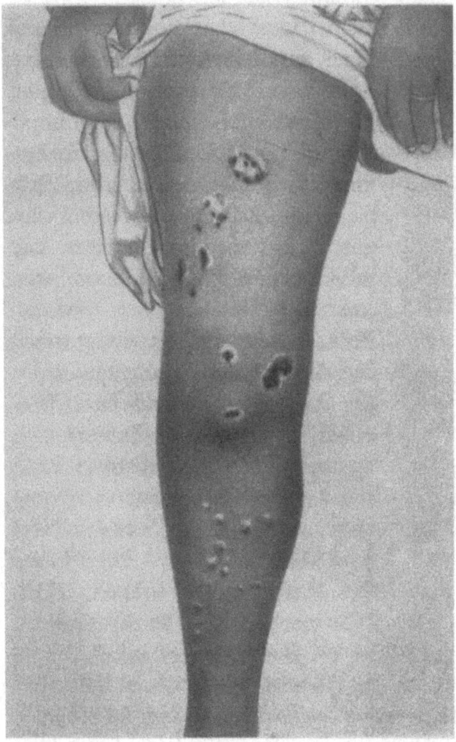

Abb. 29. Tertiär syphilitische Geschwüre bei gleichzeitigen Varizen (DE QUERVAIN).

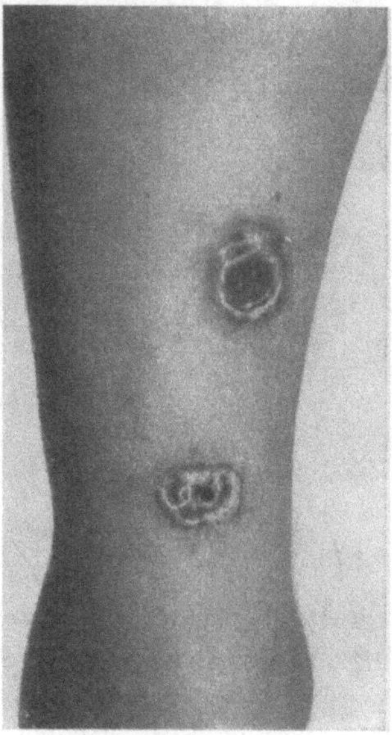

Abb. 30. Ulcera luetica (JAEGER).

betont ganz besonders den Wert des Herumgehens im Kompressionsverband gegenüber der Liegebehandlung zwecks besserer Blutzirkulation durch die Muskeltätigkeit im Sinne von FISCHER, wobei er vornehmlich Poroplastbindenverband benutzt, während das Geschwür mit MP-Puder, Ichthyol- oder Höllensteinsalbe verbunden wird. FRIEDLÄNDER empfiehlt zur Geschwürsbehandlung im Kompressionsverband Wismut-Zink-Puder, während er den feuchten Verband wegen Ekzemgefahr ablehnt. MARTIN empfiehlt Einwicklung des Beines mit dünnen Gummibinden direkt auf Haut und Geschwür glatt und gleichmäßig komprimierend, zugleich die Verdunstung verhindernd nach Art eines feuchten Umschlages, aber abends gründlich mit kaltem Seifenwasser die Binde abwaschend. HEIDENHAIN lobt besonders den UNNA'schen Zinkleimverband nach warmem Bad von 15 bis 30 Min. Dauer, Abreiben des Beines mit Schmierseife und Watte, Abtrocknen, Abtupfen des Geschwürs mit 1% Sublimatlösung, Bestreichen der Geschwürsumgebung mit LASSAR'scher Zinkpaste und Bedecken des Geschwürs mit Jodoformpulver, später mit roter Präzipitatsalbe. Zuvor wird das Bein hochgelagert und die Haut rasiert und gereinigt sowie das Geschwür verbunden und nachher das Bein ¼ Stunde horizontal gelagert, worauf der Patient aufstehen und herumgehen, auch meist seine Arbeit weiter verrichten kann und soll; der Wundverband wird nach Bedarf, evtl. täglich und der Kompressionsverband, ebenfalls nach Bedarf, meist zunächst alle ½ und später alle 1—2—3—4 Wochen, jedenfalls bei Lockerung oder bei Durchnässung sofort gewechselt. Neben der Beseitigung der Venenstauung ist wichtig eine passende Geschwürsbehandlung, wofür — wie gesagt — eine Unzahl von Heilmitteln und diese auch in verschiedenen Anwendungsformen als Pulver, Salbe bzw. Paste oder Lösung angegeben sind. Vor dem Wundverband wird das Bein mit Wasser und Seife bzw. alkalifreiem Seifenersatz (Praecutan, Satina u. dgl.) sowie mit Äther bzw. Benzin und Alkohol gereinigt. Die oft ekzematöse Haut der Geschwürsumgebung wird nach Reinigen und Abtupfen durch Aufstreichen von Zink-, Granugen-, Desitin-, Dermatolzink- o. dgl. Paste geschützt. Bei mangelhafter Heilungstendenz empfiehlt sich eine allgemeine und örtliche Vorbehandlung des Geschwürs, wie sie weiter unten geschildert ist; ebenso einfach wie wirksam ist dabei ein Bad in warmem Seifenwasser für ¼ bis ½ Stunde, evtl. mehrmals täglich nebst anschließendem feuchtem Verband mit Bleiwasser o. a., auch physiologischer oder hypertonischer z. B. 10% Kochsalzlösung (KRAUS). Bei dem Wundverband, welcher nach Bedarf, evtl. täglich oder gar mehrmals am Tage zu erneuern ist, muß man das passende Heilmittel fallgemäß ausprobieren, auch meist je nach dem Geschwürszustand mit dem Mittel bzw. mit seiner Anwendungsform wechseln.

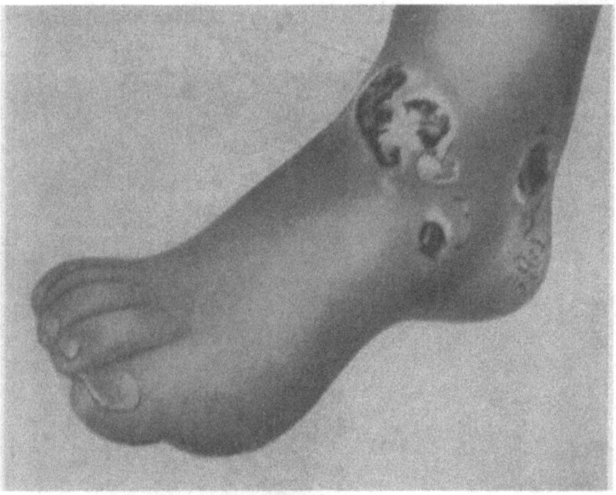

Abb. 31. Tertiäre Lues (DE QUERVAIN).

Zur Geschwürsbehandlung kommen u. a. folgende *Heilmittel* und *Anwendungsformen* in Frage. Bezüglich letzterer sind zu nennen *Lösungen*, *Pulver* und *Salben* bzw. *Pasten*, von welchen im wesentlichen die ersteren der Reinigung, die zweiten der Austrocknung und die dritten der Vernarbung dienen, ohne daß freilich in dieser Hinsicht eine absolute Beschränkung oder eine scharfe Abgrenzung angängig ist, insofern die verschiedenen Wirkungen oftmals ineinandergreifen; außerdem sind Mittel darunter für *besondere* Heilzwecke, nämlich für *Überhäutung* und für *Schmerzstillung* — abgesehen von *Umstimmung*. Zu nennen sind folgende Mittel:

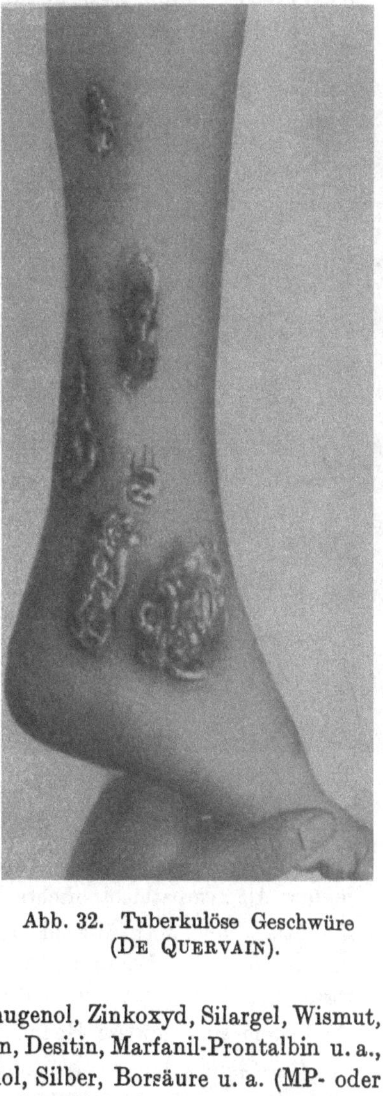

Abb. 32. Tuberkulöse Geschwüre (DE QUERVAIN).

a) *Lösungen* (in erster Linie zur Reinigung bei schmierig belegten Geschwüren): Physiologische (0,9%) oder hypertonische (9 bis 10%) Kochsalz- oder 5% Traubenzuckerlösung, 1—2—3% essigsaure oder essigweinsaure Tonerde bzw. Liquatsalz, 1 bis 3% Wasserstoffsuperoxyd, Feldkümmel-, Fenchel- oder Kamillentee bzw. Kamillosan, 2% Blei- oder Borwasser, 1% Kaliumpermanganat, Salizyl-, Resorcin-, Rivanol-, Kieselsäure nebst Phenolkampfer, 0,25% Chloramin (Clorina), Boro-Weidnerit 1‰ Thymol, 2% Wasserstoffsuperoxyd-Glyzerin mit 2% 8-Oxychinolin, Dibromsalizyl, Glysolid, Penicillin, 10% Digitalisinfus, Digilanid- oder Digalenlösung, 5% Targesin, 2% Argolaval, Cumasina liquid., 10 bis 20% Tannin, 1 bis 4% Chlorkalk, Echiplant, Traumaflid, Kampferwein, Prontosil-Azeton-Alkohol, Pyoctanin u. a.

b) *Pulver bzw. Gaze* (zur Austrocknung bei nässenden und zur Reinigung bzw. Gewebsanregung bei infizierten Geschwüren), und zwar 1) teils als *indifferente* Pulver (Lenicet, Bolus, Kohle, Zucker, Seesand usw.), 2) teils als *differente* Pulver: Jodoform (gut wirksam, aber nicht immer anwendbar wegen Geruchsbelästigung oder Unverträglichkeit), Vioform, Xeroform, Airol, Dermatol, Yatren, Albertan, Resorcin, Cumasina, Xyin, Crurin, Borsäure, Granugenol, Zinkoxyd, Silargel, Wismut, Calomel, Dibromsalicyl, Doxalan, Antinosin, Fissan, Desitin, Marfanil-Prontalbin u. a., Sulfonamid, evtl. mit 10% Harnstoff, 2% Pellidol, Silber, Borsäure u. a. (MP- oder MBE- u. a. Puder) und Penicillin, auch Schwefelpulver (Sulfoderm, Mesoderm, Sufortan, Sulfocit, Sulfopur, Vasenolschwefelpuder u. a.) oder Harnstoffpuder (Provocin, Cutren u. a.) oder Aluminiumpuder (Medargal), sowie Peru- oder Silberlenicet bzw. -Bolus; hier anzuschließen ist Silberfolie (Transfersilber) und imprägnierte (Kohle-, Silber-, Pyoctanin-, Jodoform-, Dermatol-, Marfanil-Prontalbin- u. a.) Gaze. NEUN-

HÖFER empfiehlt neuerdings Glykokoll und BAUER hormonhaltigen Wundpuder sowie RATSCHOW Ovibion.

c) *Salben bzw. Pasten* (zur Granulationsanregung oder -dämpfung sowie zur Überhäutung milde Salbe bzw. Paste auch zum Schutz der ekzematösen Geschwürsumgebung): Lebertran-, Tranolan-, Desitin-Honig-, Tetrajod-, Unguentolan-, Granugenol-, Fissan-, Iletin-, Desitin-, Multival-, Swansol-, Bor-, Zink-, Dermatol-, Yatren-, Lenigallol-, Targesin-, Cumasina-, weiße, graue und rote Präzipitat-, Protargol-, Dextropur-, Naphthalan-, Argolaval-, Ulcusept-, Nekrosept-, Philonin-, Leukichtan-, Ichthyol-, Lyssia-, Varicosan-, Dumex-, Inoton-, Ormicet-, Alsol-, Thiosept-, Eutirsol-, Hamamelis-, Torauxin-, Locopan-, Rivanol-, Sulfonamid- evtl. mit Lebertran, Perubalsam, Penicillin u. a. (Prontosil-, Uliron-, Albucid-, Sulfosellan-, Eubasept-, Sulfonamicell-, Sulfocillin-, Antipyodern- u. a. Salbe), auch Hormon-, und zwar Sexual-, nämlich Follikelhormon- (Progynon-, Stilben-, Cyren- u. a.) und Pankreashormon- (Insulin-, Pankreasdispert-, Pancroderma- u. a.) sowie Vitamin A- (Vogan- u. a.) oder D-Salbe und Priscolsalbe. Von neueren Salbenpräparaten erscheinen u. a. auch empfehlenswert auf Grund eigener Erfahrungen J-O-Syn (schwefelhaltig), Antipyoderm (Sulfonamid evtl. mit Harnstoff) und Dermotan. Als sympathicotonisches Heilmittel wird genannt die Perivarsalbe.

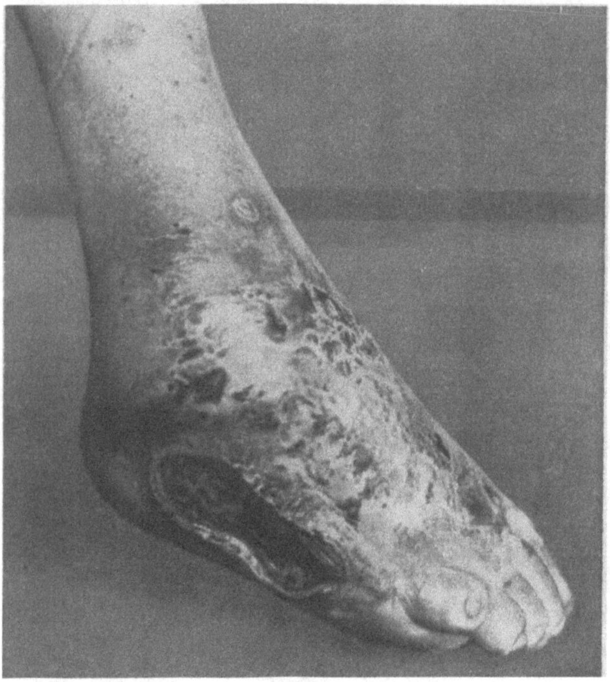

Abb. 33. Hautkarzinome am Fuß bei Krampfaderleiden mit Ekzem bei 69jähr. Mann.

An *Pasten* sind noch folgende zu nennen: Zink-, Granugen-, Dermatolzink-, Lenigallol-, Novalan-, Detergit-, Traumaflid-, Vasenol- o. a. Lebertran-, 2% Zinkprontosil-, Sympara-Ekzem- u. a. Paste.

Außerdem sind gewisse Heilmittel empfohlen für besondere Zwecke:

1. *zur Überhäutung* (aber erst nach Wundreinigung sowie nur tageweise und mit Abwechselung durch andere Mittel, dies zur Verhütung von Gewebsreizung): Pellidol- oder (mit Perubalsam) Epithen- bzw. Azogen oder (mit Lebertan und Zinkoxyd) Jecogran-, auch Höllenstein-Perubalsamsalbe u. a. sowie Sexualhormone lokal und allgemein.
2. *zur Schmerzstillung* (aber nur zeitweise und mit Abwechselung durch andere Mittel

zur Verhütung von Wundabstumpfung, dann auch mit Jodzusatz (z. B. Anaesthoform): Orthoform- oder Cycloformpulver und 10% Anaesthesin-, 5% Panthesin-, 2% Pantocain- oder Curtacain- oder 1% Percainsalbe.

Weiter werden für *besonders* geartete Unterschenkelgeschwüre einige geeignete Heilmittel angegeben, nämlich:

1. *bei schmierig-belegten Geschwüren* die obengenannten *Lösungen*, insonderheit 2% essigsaure oder essigweinsaure Tonerde, Kamillentee bzw. Kamillosan, 1% Rivanol, 1—2—3% Wasserstoffsuperoxyd, Kampferwein, 5 bis 10% Pyoctaninspiritus, 0,9 bis 9% Kochsalzlösung

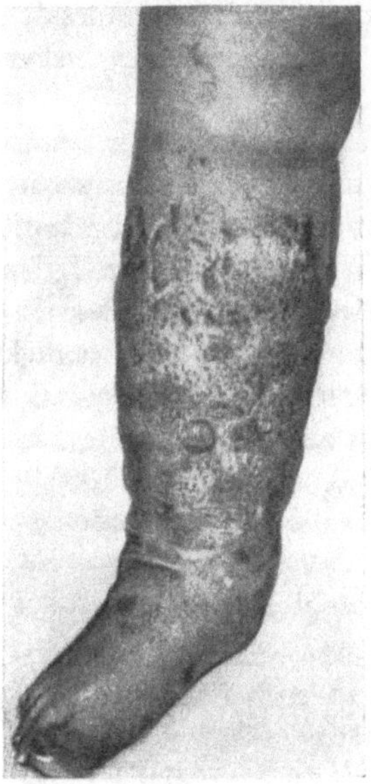

Abb. 34. Ulcus cruris carimomatosum bei 62jähr. Patienten (JAEGER).

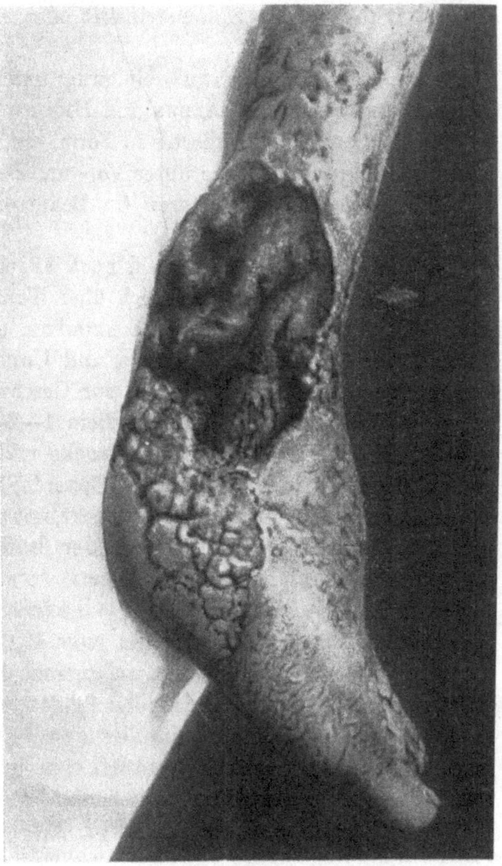

Abb. 35. Krebsig gewordenes Unterschenkelgeschwür mit papillärer Hypertrophie der Haut am Fuß (DE QUERVAIN).

(diese Lösungen werden wegen Ekzem- und Nekrosegefahr meist nicht konzentriert und nicht völlig abgeschlossen benutzt, sondern in Form feuchter oder besser halbfeuchter Verbände mit Mull- oder Leinenauflage und mit Abdeckung durch wasserdichten Stoff, und zwar dies nur teilweise, aber nicht völlig abgeschlossen; öfters, und zwar etwa alle 3 bis 6 Stunden zu erneuern!) und später die obengenannten *Pulver*, insonderheit indifferente (Tierkohle, Zucker, Seesand u. a.) oder differente (Jodoform oder seine Ersatzmittel: Dermatol, Vioform u. a.), auch Ozon- oder Chlorgas sowie Sulfonamide und Penicillin lokal, nach HAUCKER auch interarteriell nebst 1% Nikotinsäure.

2. *bei torpiden Geschwüren:* Jodoform und seine Ersatzmittel: Dermatol, Xeroform u. a. sowie Calomel, Jodtinktur, Lugolsche Lösung, Dibromol, Perubalsam, Pyoetanin, Karbolsäure, Naphthalan, 10% Kochsalzlösung u. a. (Freilich sind diese Mittel oft reizend und schmerzhaft, dann nach erreichter Geschwürsreinigung abzusetzen!).
3. bei Geschwüren *mit Granulationswucherung:* Dermatolpulver, Höllensteinsalbe u. a., evtl. Betupfen mit Höllensteinstift oder Abtragen mit Messer, Schere oder Glühbrenner.

Bienenhonig zur Geschwürsreinigung und zur Granulationsförderung loben Zeiss, Gundel und Plattner, Albus und Hering u. a.

Eigenblut, evtl. defibriniertes in Form von Wundbeträufelung und getränkter Gazekompresse alle 2 bis 3 Tage unter Vor- und Nachbehandlung mit phys. Kochsalzlösung empfehlen verschiedene Autoren (in Beantwortung von Fragen aus dem Leserkreis: Med. Klinik 1949 und 1950).

Der Vollständigkeit halber sei noch angeführt eine Schrift der pharmazeutischen Fabrik Walther Ronsdorf-Lengerich über *Warondo*-Wund-, Ekzem- und Geschwürsalbe sowie Wundstreu- und Wundschmerzpulver, auch Wundtinktur und Ätzlösung neben inneren (homöopathischen) Mitteln und Universalbinde.

Besondere Erwähnung verdient zur Geschwürsreinigung der schon erwähnte *feuchte (Dunst-) Verband.* Dazu wird das Bein 1—2—3mal täglich in warmem Seifenwasser gebadet und abgewaschen sowie getrocknet, dann das Geschwür abgespült, abgetupft und mit feuchter (in 2% essigsaurer Tonerde, Bleiwasser und Wasser zu gleichen Teilen o. dgl. eingetauchter) Kompresse bedeckt, mit wasserdichtem Stoff und Mullbinden eingehüllt und dieser Verband je nach der Stärke der Absonderung 1—2—3mal täglich erneuert, zugleich das Bein hochgelagert, worauf nach Geschwürsreinigung Salben- oder evtl. auch Puderverband an die Stelle des feuchten tritt. Albus und Hering empfehlen Borax-Salizyl-Lösung (Rp. Boracis pulv. 10,0, Acid. salicyl 1,0, Aq. dest. ad 1000,0), u. U. im Wechsel mit Kaliumpermanganat 1 : 8000 oder Rivanol 1 : 1000 und vor allem ebenso wie Koch und (aus der Spiethoff'schen Klinik) Krückeberg *Echinacin:* Echinacin, welches zwecks Konservierung versetzt ist mit 9% Harnstoff und 6% Alkohol, wird bei Geschwürsentzündung zunächst in feuchtem Verband und nach Abklingen der Entzündung in feuchter Kammer benutzt (über Mullschleier ½ cm dicke Zellstofflage, darüber Billrothbattist und schließlich Mullbinde); täglich gewechselt und zwischendurch einmal angefeuchtet; in der ambulanten Praxis darüber Druckverband mit elastischer Binde; Umgebung mit Zinkpaste geschützt; evtl. zwecks Wundanregung für 1 bis 2 Tage Umschläge mit Kaliumpermanganat 1 : 8000 und innerlich Eufoliat (3 Tabl. täglich); Erfolg trat ein bei 93 Patienten, auch bei 8 mit ausgesprochenen Narbengeschwüren. Im übrigen ist auf die oben genannten Lösungen zu verweisen.

Neuerdings wird für schlecht heilende Geschwüre, vorausgesetzt, daß sie nicht über 1-M-Stück groß und daß sie gereinigt sind, empfohlen ein flüssiges und in der Wunde erstarrendes, nämlich *kollodiumhaltiges* Heilmittel: Olha, Plastygen bzw. Curaplast u. a.

Neben dem *Wundverband* mit einem der genannten Heilmittel wird, namentlich bei mangelhafter Heilungsneigung, insonderheit bei kallösen oder torpiden Geschwüren empfohlen einmal a) *allgemeine* Behandlung, und zwar ähnlich wie bei Krampfadern (s. o.) mit Diät, Hormonen, Vitaminen, Stuhlregelung, Reizkörper, Jodkali, Venostasin oder Provenase u. a., bei Infektion auch mit Sulfonamiden oder Penicillin oder beiden und dann b) *örtliche* Behandlung: Bestrahlung mit natürlicher oder künstlicher Höhensonne, Solluxlampe, Heißwasserstrahl, Heißluft, Diathermie oder Kurzwellenstrahlen, während Röntgenbestrahlung nicht erfolgreich zu sein scheint, wohl aber Ultraschallwellen-Behandlung (HORVATH sah bei 18 Fällen von hartnäckigem Unterschenkelgeschwür 12mal Heilung und 3mal Besserung mit Nachlassen der Schmerzen und mit Auftreten von Überhäutung bei 6 bis 20 Sitzungen alle 2 Tage 10 bis 15 Min. lang, HORATZ bei 15 Fällen guten Erfolg, KOEPPEN bei 14 Fällen 10mal raschen Erfolg, 2mal Besserung und 2mal keinen Einfluß und DEMMEL bei 194 Fällen 112mal Heilung und 28mal Besserung, und zwar bei 80% ambulanter Kranken, aber freilich 20% Rezidive infolge fortbestehender Krampfadern; über Erfolge berichten auch RITTER, TITZ, WINTER, GOHR u. FALKENBACH, SCHNEIDER u. SCHNEIDER jun., NIEMÖLLER, WOEBER u. a., wobei freilich bemerkt wird, daß Rezidivneigung nicht beseitigt wird). Hier sei auch nochmals erwähnt Betupfen oder Abspülen mit 0,9 bis 10% Kochzalzlösung, Fenchel- oder Kamillentee, Borwasser, Wasserstoffsuperoxyd, Kaliumpermanganat, Rivanol, Alkohol, $1^1/_{00}$ Thymol, 2% Wasserstoffsuperoxydglyzerin, Sulfonamid, Penicillin u. dgl.; gegebenenfalls erwäge man Ätzen mit Höllensteinstift, Betupfen mit Pyoctanin-, Höllenstein-, Jodtinktur-, Dibromol-, Cevirol-, Chlorzink- o. dgl. Lösung, Auskratzen mit dem scharfen Löffel, Abtragen mit Messer, Schere oder Glühbrenner bzw. Hochfrequenzelektrode, auch Fulguration.

Bei narbiger Veränderung der Geschwürsumgebung mit weitgehender Blutgefäßverödung versuche man *Um- und Unterspritzung des Gewebes* mit phys. Kochsalz- oder ½% Novokainlösung, auch Eigenblut, und zwar nötigenfalls wiederholt. (v. d. HÜTTEN berichtet über beachtenswerte Erfolge durch Einspritzen von phys. Kochsalzlösung und BENNETT empfiehlt Novokainlösung, ebenso wie KULENKAMPFF, RUDZKI u. a. ALBERT benutzt Sauerstoffeinblasungen ins Gewebe.

Manche Autoren veröffentlichten Erfolge mit *Dehnung, Einspritzung, Vereisung* oder *Durchschneidung des betr. Nerven: N. saphenus int. oder ext. und N. peroneus comm. oder superfic.* KULENKAMPFF lobt Novokaininjektion des N. saphenus. Über gute Erfolge mit Nervendehnung berichten BARDESCU und CHIPAULT sowie VOLKMANN (aus der VÖLCKER'schen Klinik in Halle, wo in 12 Fällen der N. saphenus von einem Schnitt in Höhe der Tuberositas tibiae inmitten der inneren Schienbeinfläche 5 cm nach innen und hinten freigelegt und unter mäßigem Zug peripherwärts aus der Wunde herausgehoben wurde).

BRECHT empfiehlt *Acetylcholin* ebenso wie NEUMANN u. LEGAL (0,1 g Acetylcholin in 1 ccm Prostigmin alle 2 Tage intramuskulär); MARTINEZ sah Schmerznachlassen und Heilungsneigung bei intravenöser Injektion mehrmals von Vitamin B_1 (Betabion forte); auch *Padutin, Priscol, Impletol* u. dgl. ist zu erwägen.

GRUNERT verwendet *Novocain* intravenös.

Auch gelobt wird *Sympathikuseingriff:* 1% Novokainblockade, Alkoholinjektion oder Grenzstrangresektion sowie periarterielle Sympathektomie. Über Erfolge mit Sympathektomie berichtet u. a. LENORMANT sowie bei evtl. wiederholter lumbaler Blockade bei renitenten Geschwüren FEHR, PHILIPPIDES und MAHONRER u. ADAM. CURELEANU u. FLORIAN empfehlen Einspritzung von 10 ccm ½% Novokainlösung periarteriell, also in die Umgebung der A. femoralis. Hier seien angefügt Bemerkungen von SPERANSKY in seinem Buch „Grundlagen der Theorie der Medizin"; er erzeugte Geschwüre durch Nervenreizung und erwähnt zwecks Geschwürsheilung die Durchtrennung der sympathischen

Nervenbahn, auch periarterielle Sympathektomie (LERICHE), Alkoholisierung der Gefäßscheide (RASUMOWSKY) und Teilresektion der Sympathikuskette (DIEZ).

Gewebstherapie verwendet PETROVA in folgender Art: Ein 6×3 cm großer Hautlappen vom Oberschenkel wird in die Subkutis peripher vom Ulkus inplantiert.

Mit *Paravertebralanästhesie* (4 bis 6 mal; alle ½ Woche) erzielten NETTEL und NIESKAU Heilung von z. T. Jahre alten Beingeschwüren in kürzester Zeit ohne Rückfall bei 6 bis 12 monatiger Beobachtung. Auch *Periduralanästhesie* ist zu versuchen.

v. NUSSBAUM empfahl *Skarifikation*; dies wird neuerdings wieder gelobt von SAUERBRUCH u. JUNG, welch letzterer aktive Gefäßerweiterung danach nachwies mit oszillometrischen Messungen, auch anhaltende bei 300 bis 400 1 cm langen Einschnitten bis in die Subkutis, evtl. wiederholt nebst anschließendem Verband für 1 Woche.

Bei hartnäckigem Beingeschwür machte v. NUSSBAUM 1856 die *ringförmige Umschneidung* 1 bis 2 cm vom Wundrand entfernt bis auf die Faszie mit oder ohne Tamponade. KULENKAMPFF verwirft die Tamponade (als störend und schmerzhaft) und empfiehlt Vitamin-D-Salbe; BAUER berichtet neuerdings über Zirkumzision nebst Hauttransplantation nach REVERDIN (s. u.). Auch *radiäre Geschwürsrandeinschnitte* sind empfohlen.

Bei großem und hartnäckigem Defekt ist u. U., aber erst wenn das Geschwür durch die obengenannte Behandlung gereinigt ist, angezeigt die *Ausschneidung des Geschwürs nebst plastischer Hautdeckung*, und zwar entweder durch *Epidermis- oder Kutistransplantation* (erstere nach REVERDIN oder nach THIERSCH, auch zweckmäßigerweise als Epitheleinspritzung nach PELS-LEUSDEN oder vor allem als Epidermispfropfung nach BRAUN) oder *durch gestielte Hautplastik* von der *Nachbarschaft* oder besser von der *Ferne* z. B. vom anderen Unter- oder Oberschenkel.

PELS-LEUSDEN, welcher erstaunliche Erfolge mit diesem Vorgehen, und zwar auch bei stark absondernden, ja selbst bei jauchigen Geschwüren erwähnt, bemerkt dazu: Cutis ist widerstandsfähiger, aber unsicherer als Epidermis und gestielte Hautplastik ist besonders sicher und dauerhaft; diese ist angezeigt namentlich bei besonders gefährdeten Stellen an Fußrücken, Knöcheln u. dgl. und bei wiederkehrenden Rezidivfällen; auch bei solcher Plastik empfiehlt sich Nachbehandlung mit Hochlagern des Beines für Wochen und später Zinkleimverband; BAUER berichtet über gute Erfolge mit Zirkumzision bei 34 Kranken mit varikösem (16) und traumatischem (18) Ulkus von 1-M-Stück- bis Handflächengröße unter Krankenhausbehandlung von durchschnittlich 8,7 Wochen; in Evipannarkose erfolgte Zirkumzision durch Haut- und Unterhautzellgewebe bis auf die Faszie in Geschwürabstand von 2 cm, Deckung teilweise mit Epidermisläppchen nach REVERDIN, trockener Verband und Bettruhe bis zu völliger Geschwürsabheilung; Rezidiv trat nicht ein; nur viermal entstand ein kleines Geschwür an der Zirkumzisionsnarbe, welches aber rasch abheilte; wichtig für die Operationsanzeige ist der Umstand, daß nicht allein die Krampfadern für die Geschwürsbildung maßgebend sind, sondern auch arterielle Durchblutungsstörungen durch abnorme Gewebsreizstoffe auf dem Wege der Sympathikusbahn, wie denn auch entsprechende Eingriffe zur Heilung empfohlen sind, nämlich Nervendehnung und Sympathikusoperation (s. o.). HOMANS machte Wundausschneidung mit anschließender Epidermistransplantation nach THIERSCH; anschließend empfiehlt er Bettruhe bis zur Heilung und für weitere 4 bis 6 Wochen Zinkleim- oder elastischen Bindeverband.

Ausnahmsweise, aber heutzutage nur ganz vereinzelt, namentlich wenn „soziale“ Anzeige vorliegt, kommt in Frage die *Gliedabsetzung*, und zwar bei drohender Allgemeininfektion oder bei übergroßem, spez. zirkulärem Geschwür mit unerträglichen Schmerzen, gefährlichen Blutungen, bedrohlicher Infektion, schwerer Gelenkbehinderung usw., so daß das Bein nicht nur gebrauchsunfähig, sondern auch störend, ja unerträglich geworden ist. Meist wird dann wohl die Unterschenkelamputation vorgenommen; manchmal aber geschieht mit Erfolg nach dem Vorgang von RYDYGIER auch die Fußabsetzung nach PIROGOFF nebst Deckung des Unterschenkeldefekts mit einem an der Dorsal- oder Plantarseite des Fußes entnommenen gestielten Hautlappen.

Daß übrigens auch bei ambulanter Behandlung chronischer Unterschenkelgeschwüre recht beachtenswerte Heilerfolge in der Hand geeigneter Ärzte erzielt werden können, erwähnt REICHEL, wobei er die Ergebnisse der in manchen Großstädten (Berlin und Wien) von der Krankenkasse eingerichteten Sonderabteilungen für Beinkranke anführt; so berichtet nach ihm aus Wien GRÜNFELD, daß die Arbeitsunfähigkeit der so behandelten Kranken durchschnittlich nicht einmal 14 Tage dauerte und daß fast die Hälfte ohne Arbeitseinstellung behandelt wurde, und aus Frankfurt vermerkt LOSSEN, daß ohne Aussetzen der Arbeit bei gymnastischen Übungen (täglich 10—30mal) die Beschwerden verschwanden und die Geschwüre abheilten.

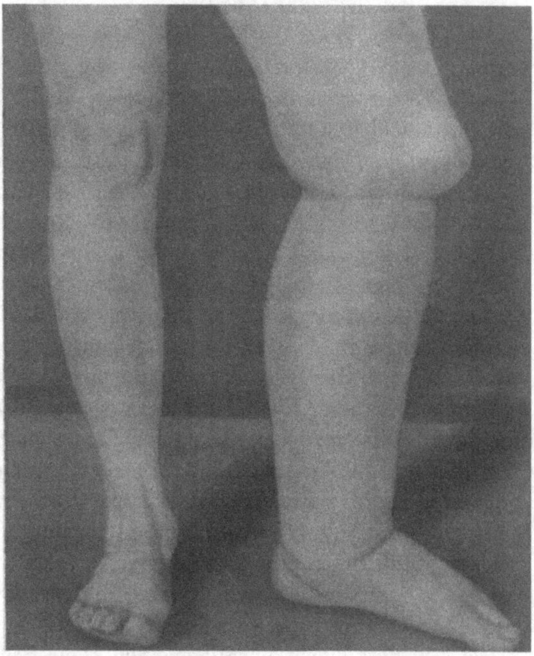
Abb. 36. Graviditäts-Thrombose am linken Bein bei 27jähr. Frau.

Zusatz 3: Venenentzündung

Hinsichtlich der *Venenentzündung* sollen hier nur kurz Symptomatologie, Diagnose, Prognose und Therapie behandelt werden, soweit das *Krampfaderleiden* in Betracht kommt hinsichtlich Thrombose bzw. Thrombophlebitis in den varikösen Beinvenen.

Das *Vorkommen* der Thrombose und Thrombophlebitis ist an V. saphena magna und V. femoralis häufiger, auch bei Krampfadern.

Für die *Entstehung* der Thrombose werden beschuldigt Verlangsamung des Blutstroms und Veränderungen der Gefäßwand, spez. Intimawucherungsvorgänge. In der V. saphena findet sich Thrombenbildung vorwiegend bei variköser Erweiterung dieses Gefäßes und in der V. femoralis häufig nach Operationen, spez. Bauchoperationen, namentlich bei Herz-, Kreislauf-, Lungen- und Nierenerkrankungen sowie bei Infektionen und Intoxikationen, auch bei Verletzung, Verbrennung, Erfrierung, Knochenbruch u. a., wobei übrigens die linke V. femoralis viel öfters von der Thrombose befallen wird wie die rechte. Bestehen entzündliche Veränderungen in der Umgebung oder im Blut, so kommt es zur Thrombophlebitis evtl. bis zum eitrigen Zerfall der Venenwand. Sowohl nach der aseptischen wie nach der infizierten Thrombose kann durch Schrumpfung mit Organisation des Thrombus das Gefäß wieder durchgängig werden, doch bleiben fast immer bindegewebige Wandverdickungen zurück. Eine große Gefahr der Venen-Thrombose und Thrombophlebitis besteht in der Embolie, welche zu Lungeninfrakt bzw. -abszeß oder zu Lungenembolie führen kann, wobei übrigens bei letzterer der Tod blitzartig, auch ohne klinische Erscheinungen am Bein eintreten kann. Schließlich kommt es durch Fortsetzung der Thrombose auf Oberschenkel- und Beckenvenen manchmal, namentlich bei Wöchnerinnen im Anschluß an Infektion der Uterusvenen, zu hochgradiger Ödembildung (Phlegmasia alba dolens).

Ochsner u. Debakay unterscheiden Thrombophlebitis (Venenwandentzündung) und Phlebothrombose (gesteigerte Blutgerinnung nebst venöser Stase), bei welch letzere eine besondere Emboliegefahr hat und Tachykardie, Übelkeit und Blutsenkungsbeschleunigung sowie Druckschmerz an der Wadenmuskulatur o. a. zeigt. Geiinsky trennt die infektiöse und die statische Thrombose, was für die Unfallzusammenhangsfrage wichtig erscheint (cit. Hildebrandt!).

Das *Krankheitsbild* der Thrombophlebitis bei Varizen ist wohl charakterisiert durch umschriebene Schwellung, Hitze, Rötung und Schmerzhaftigkeit im Verlauf der befallenen Venen sowie durch Temperatur- und Pulsveränderung, auch Blutkörperchensenkungsbeschleunigung. Neben solcher *frischer* Thrombophlebitis, welche nicht verwechselt werden darf mit Lymphangitis, findet sich bei Krampfadern auch eine *chronische* infolge abgeschwächter Infektion, welche gern rezidiviert, und zwar über Jahre bis Jahrzehnte unter Wiederaufflackern der Entzündung nach Anstrengung, Trauma usw. Die Venenstränge sind dann verdickt und verhärtet tastbar, freilich im Beginn oft dem fühlenden Finger entgehend infolge Ausweichens der Vene. Von der Thrombose einzelner Knoten bis zu der der gesamten Beinvene gibt es alle Übergänge. An Einzelformen unterscheidet man einmal (nach der Entstehung) eine *blande* und eine *entzündlich-infektiöse* und dann (nach der Lokalisation) eine *periphere* und eine *zentrale*, auch Saphena- und Femoralisthrombose. Bisweilen kommt es zur Vereiterung thrombosierter Knoten und in anderen Fällen zur Verkalkung der Thromben mit mehr oder weniger harten Steinen (Phlebolithen), welche einzeln oder rosenkranzartig den Venenstamm durchsetzend vorkommen und evtl. durch die Haut fühlbar, auch im Röntgenbild erkennbar sein können. Bei Erkrankung *tiefer* Venen ist infolge Stauung meist eine ödematöse Schwellung und Druckempfindlichkeit am Bein sowie Temperaturerhöhung vorhanden, während, wie gesagt, die Stränge weniger sicht- und fühlbar, aber oft auch oberflächliche Varizen erkennbar und Druckpunkte an der Waden- und Fußsohleninnenseite vorhanden sind.

Die *Diagnose* macht im allgemeinen keine Schwierigkeiten bei Vorhandensein einer umschriebenen Rötung, Hitze, Schwellung und Druckempfindlichkeit eines bestimmten oberflächlichen Venengebietes. Neben solcher manifester Form der Thrombose gibt es auch eine latente, wenn *kleinere* und besonders wenn *tiefere* Venenäste befallen sind; dabei fehlen evtl. klinische Erscheinungen; aber es bestehen Beschwerden in Form von Ziehen, Spannen, Schwere und Ermüdung und es finden sich Druckpunkte an der Wade und an der Fußsohleninnenseite sowie Weichteilschwellung am Fuß. Von der durch Infektion bedingten Venenentzündung, welche sich anschließt an Verletzung oder Erysipel, Ekzem usw., ist auch zu unterscheiden eine Thrombose durch Blutstromverlangsamung sowie Gefäßwandveränderung bei Stoffwechselleiden u. dgl. oder bei Trauma, Operation, Tumor u. a. Zur Frühdiagnose der Thrombose tiefer Venen wird, namentlich wenn klinische Symptome nicht erkennbar sind, empfohlen die Venographie (vgl. Frimann u. Dahl).

Differentialdiagnostisch kommen in Betracht u. a. Erysipel, Phlegmone, Lymphangitis, Tendovaginitis, Bursitis, Arthritis und Myösitis sowie Ödem (bei Herz- und Nierenleiden) und Gefäßerkrankungen (Arteriosklerose, Endangitis obliterans u. a.).

Prophylaktisch empfiehlt sich zur Verhütung der Thrombenbildung nach Operationen elastische Beinumwicklung, Herz- und Kreislaufanregung, passendes Krankenbett mit fester, dreiteiliger Matratze, Rückenlehne, Aufrichte- und Bewegungszügel sowie Bettfußende hochstellen, Atemübungen sowie Rumpf- und Gliederbewegungen, Stuhlregelung, kräftigende Ernährung einschließlich Hormonen und Vitaminen, evtl. Kochsalz-, Traubenzucker- oder Blutinfusion, auch Heparin bezw. Thrombocid und Dicumarol.

In der *Therapie* verordne man bei frischer Thrombophlebitis Bettruhe nebst Schiene und feuchten Umschlägen mit Wasser, Alkohol o. dgl., später Schlammpackungen, bei lokalisierter Entzündung auch Ichthyol-, Quecksilber-, Jod- o.dgl. Salbe. Die Bettruhe soll durchschnittlich 2—3—4 Wochen innegehalten werden, im übrigen je nach Bedarf und mit entsprechendem Krankenbett sowie Atemübungen und Bewegungen; jedenfalls soll Patient fieberfrei sein, ehe er zum erstenmal das Bett verläßt; Payr empfiehlt bei beginnender Thrombose, welche — abgesehen von sonstigen Zeichen, spez. Pulssteigerung (Mahler) — durch Druckschmerz an der Unterschenkel- und Fußsohleninnenseite erkennbar ist, Aufsetzen des Kranken im Bett nebst Beintieflagerung. Im übrigen ist man von der Verordnung von Bettruhe für viele Wochen, was früher wegen Emboliegefahr grundsätzlich gültig war, abgekommen; vielmehr läßt man nach Abklingen der entzündlichen Symptome später und bei chronischer Thrombophlebitis von vornherein oder doch wenigstens bald den Kranken aufstehen, und zwar mit elastischem Kompressionsverband (z. B. elastischer oder elastischer Klebebinden- oder Zinkleimverband), wobei durch den komprimierenden Verband die entzündlichen Venen zusammengedrückt und durch das Muskelspiel beim Herumgehen im Verband der venöse Rückfluß gefördert wird, so daß erfahrungsgemäß Embolie recht selten dabei vorkommt — vorausgesetzt, daß der Verband, wie dies bei der Behandlung des Krampfaderleidens näher geschildert ist, richtig angelegt wurde, nämlich ohne Lücke, Umschläge oder Einschnürung sowie ohne Kniebehinderung, und daß die Auswahl der Fälle richtig erfolgt unter Ausschluß hoch hinaufreichender oder septischer Fälle. Neben dem Kompressionsverband werden empfohlen Fön, Heißluft, Diathermie bzw. Kurzwellen- oder Röntgenbestrahlung sowie Blutegelbehandlung, auch Kalzium, Campolon, Dextrose und Obst-Gemüsekost und Abführmittel. Bei Infektion versuche man Sulfonamide und Penicillin. Anselmino und Sauer empfehlen Novocainblockade des lumbalen Grenzstrangs; auch Paravertebral-

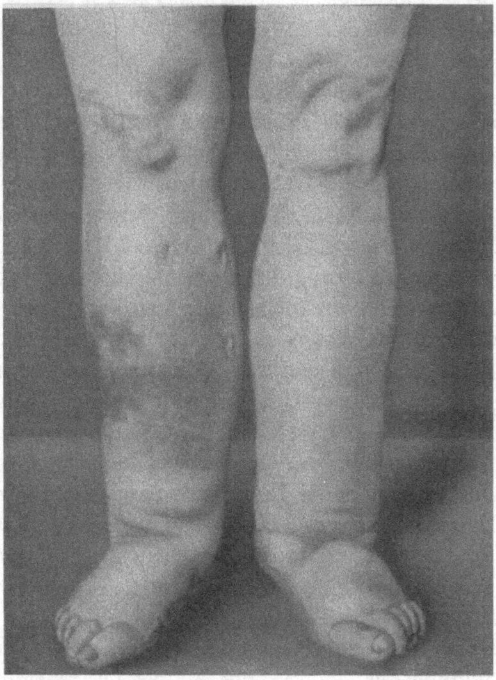
Abb. 37. Thrombose beiderseits bei Krampfadern.

oder Periduralanästhesie ist angewandt worden. Entsprechend der Annahme, daß bei der Thrombose nicht der mechanische Gefäßverschluß, sondern die Reizung der sympathischen Gefäßnerven das begleitende Ödem verursacht, indem mittels vasokonstriktorischer Reflexe eine Absaugung der oberflächlichen Beinvenen bzw. Arteriolen, dadurch ein funktioneller Verschluß der Kollateralen und eine arterielle Zuflußbehinderung erzeugt wird, empfahl LERICHE die Resektion der thrombosierten Femoralis und ihrer Kollateralen und Resektion des erkrankten Gefäßabschnitts, später Novocainblockade der lumbalen Grenzstränge. Mit letzterem Verfahren hatten ANSELMINO und SAUER bei 68 Patienten $^2/_3$ Erfolg, namentlich bei frischen Fällen hinsichtlich Beschwerden und Ödem, ebenso wie VEAL, HUSSEY u. BARNES, THEBAUT u. WARD u. a. (vgl. Elephantiasis: Zusatz 4!).

PAINE u. LEWITT benutzen zur Behandlung der Thrombophlebitis der tiefen Blutadern des Beins zwecks reaktiver Hyperämie den intermittierenden Verschluß durch aufblasbare Gummimanschette mit Drucksteigerung bis auf 80 mm Hg für 2 Minuten wiederholt alle 3 bis 4 Stunden 1 Woche lang.

In besonderen Fällen kann *chirurgischer* Eingriff nötig werden: Bei Zellgewebsentzündung erfolge, falls Bettruhe und Umschläge bzw. Salbenverbände sowie Wärme versagen und Eiterung sich anzeigt, rechtzeitig und genügend Inzision sowie Verordnung von Sulfonamiden und Penicillin; man denke auch an die Möglichkeit einer tiefen Eiterung (z. B. in der Wade) im Anschluß an die Entzündung der dort gelegenen Krampfadern. Bei lokalisierten und mit der Haut verwachsenen, aber nicht eitrigen Krampfaderknoten ist deren *Exzision* samt der verwachsenen Haut zu erwägen. Bei drohender Pyämie empfiehlt sich — entsprechend dem Vorgehen bei otogener, puerperaler u. a. Pyämie — die *Freilegung der V. saphena magna und evtl.* weiter der *V. femoralis unter* Eröffnung und Ausräumung sowie Unterbindung ebenso wie zur Verhinderung der Lungenembolie die Unterbindung der Vene oberhalb der Thrombose (MÜLLER, HOSEMANN, ROSENSTEIN, ROBINEAU u. a.), auch der V. cava inf. unterhalb der Nierenvene (VEAL, HUSSEY u. BARNES sowie THEBAUT u. WARD); neuerdings werden verwandt Heparin und Dicumarol (BINGER berichtet über 80% Heilung und $33^1/_3$% Rezidiv bei frühzeitiger ambulanter Behandlung mit Heparin und Dicumarol sowie Kompressionsverband im chronischen Stadium der Beinthrombose). Bei Lungenembolie hat man in schweren Fällen mit Gefahr der Erstickung die *Trendelenburgsche Operation, nämlich die Extraktion des Gerinnsels aus der Lungenschlagader* ausgeführt, und zwar mit Erfolg erstmalig KIRSCHNER 1925; doch ist zu bedenken, daß die Operation nur in der allerersten Zeit hilft und daß sie mit hoher Mortalität belastet ist, sowie daß in manchen Fällen trotz schwerster Dyspnoe der Kranke auch ohne Operation durchkommt, so daß man konservative Therapie mit Eupaverin und Atropin nebst Kreislauf- und Herzmitteln sowie Kohlensäure- und Sauerstoffeinatmung zunächst versuchen soll.

Zusatz 4: Elephantiasis

Die *Elephantiasis* wird hier nur soweit besprochen, als sie als Komplikation des Krampfaderleidens in Betracht kommt.

Über die *Geschichte* der Elephantiasis finden sich bemerkenswerte Angaben bei ESMARCH, von denen hier ein kurzer Auszug wiedergegeben sei: Bei den alten Griechen hieß Elephantiasis der Aussatz (Lepra), und zwar wohl einmal wegen einer gewissen Ähnlichkeit der leprösen Haut mit der des Elephanten und dann vorzugsweise wegen der furchtbaren Größe und Dauer des Leidens; ob den Griechen die Pachydermie als solche ganz unbekannt war, ist nicht zu entscheiden, erwähnt wird sie von keinem der alten Ärzte. In GALEN's Beschreibung des Aussatzes findet sich keine auf Pachydermie zu beziehende Andeutung, während sein Vorgänger CELSUS allerdings von Anschwellungen der Glieder spricht, aber solche meint, welche sich im Gefolge von ulzerierenden Lepraknoten ausbilden. Sehr bekannt dagegen war unsere heutige Elephantiasis bei den Arabern, u. a. bei AVICENNA, und zwar unter der Bezeichnung „Elephantenkrankheit"; es finden sich auch dort Vorschriften zur Verödung variköser Venen durch Ausschneiden oder besser Ausbrennen; die Elephantiasis Graecorum (Aussatz) bezeichneten die Araber als Jössam. Die auf diese Art entstandenen Ausdrücke: Elephantiasis Graecorum (Aussatz) und Elephantiasis Arabum (Pachydermie) wurden dann ohne deutliche Vorstellung ihrer ethymologischen Bedeutung gebraucht. Auch in der deutschen Literatur fehlte es bis weit in das 19. Jahrhundert an der nötigen Klarheit über die verschiedenen Arten der Elephantiasis; insbesondere wurde das Cochin-, Barbados- oder Knollenbein einbezogen, aber allmählich diese, auch schon dem LUCRETIUS bekannte Krankheit als eine eigene, von dem Aussatz abzutrennende erkannt. Schließlich kam Klarheit in das Krankheitsbild der Elephantiasis, als mit der zunehmenden Erschließung ferner Länder die Pathologie von französischen, italienischen, englischen, amerikanischen und deutschen Ärzten erforscht wurde; vor allem waren ausschlaggebend deutsche Pathologen, in erster Linie VIRCHOW mit seinem epochemachendem Werk über die Geschwülste 1864.

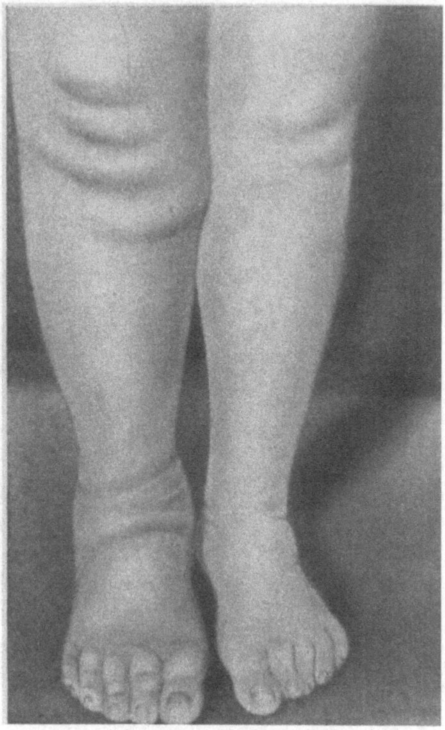

Abb. 38. Elephantiasis.

Was *Ätiologie und pathologische Anatomie* der Elephantiasis betrifft, so entsteht das Leiden bei den Krampfadern infolge chronischer Blut- und vor allem Lymphstauung, wobei entzündliche Veränderungen, vor allem solche im Bereich der Lymphgefäße die Hauptrolle spielen, namentlich bei gleichzeitigem Beingeschwür sowie bei Ekzem, Erysipel, Phlegmone, Lymphangitis und Thrombophlebitis. Es zeigt sich dann an der betroffenen Stelle des Unterschenkels eine flache, druckempfindliche und heiße Schwellung nebst streifiger, den entzündeten Lymphgefäßen entsprechender, oft bis zum Knie hinaufreichender Rötung der Haut sowie Fieber mit Schüttelfrost; der Anfall dauert einige Tage; es kann dann völlige Rückbildung der entzündlichen Veränderungen eintreten, aber oft bleibt eine gewisse Schwellung zurück und die Anfälle wiederholen sich in Zwischenräumen von Wochen bis Monaten, wie dies namentlich bei Erysipel beobachtet wird. Dabei erfolgt anschließend an das fortdauernde Ödem eine stetig zunehmende Wucherung des Bindegewebes der Haut und Unterhaut im Sinne der Pachydermie. Schließlich kommt es im Verlauf der Jahre zu einer erheblichen Umfangsvermehrung des Unterschenkels, namentlich seiner unteren Hälfte mit verdickter Haut nebst Warzen bis Wülsten, zwischen welchen tiefe Rinnen mit Epithel, Talg usw. liegen. Mikroskopisch zeigt Haut und Unterhautzellgewebe reichliche Bindegewebswucherung mit Vermehrung und Vergrößerung der Bindegewebszellen sowie stark erweiterte Blut- und Lymphgefäße mit verdickter Wand nebst Einlagerung von gelappt-kernigen Leukozyten und Rundzellen verschiedener Art, auch lymphozytäre Infiltrate mit eingelegten Riesenzellen perivaskulär, dabei die oberflächlichen Lymphräume erweitert und die tiefen durch Lymphzellen verlegt oder thrombosiert oder verengt, ferner die glatte Muskulatur verdickt und verlängert und schließlich das elastische Gewebe fehlend; manchmal ist die Bindegewebswucherung recht ausgesprochen, während die Blut- und Lymphgefäßerweiterung nicht sehr in Erscheinung und die Infiltrationsprozesse in den Hintergrund treten: sog. „harte Form" der Elephantiasis. Weitere Folgen sind — neben Bindegewebswucherung in Haut und Unterhaut sowie Faszie — noch Muskelatrophie, Periostverdickung und Gelenkbehinderung, was bei den Komplikationen der Elephantiasis noch anzuführen ist.

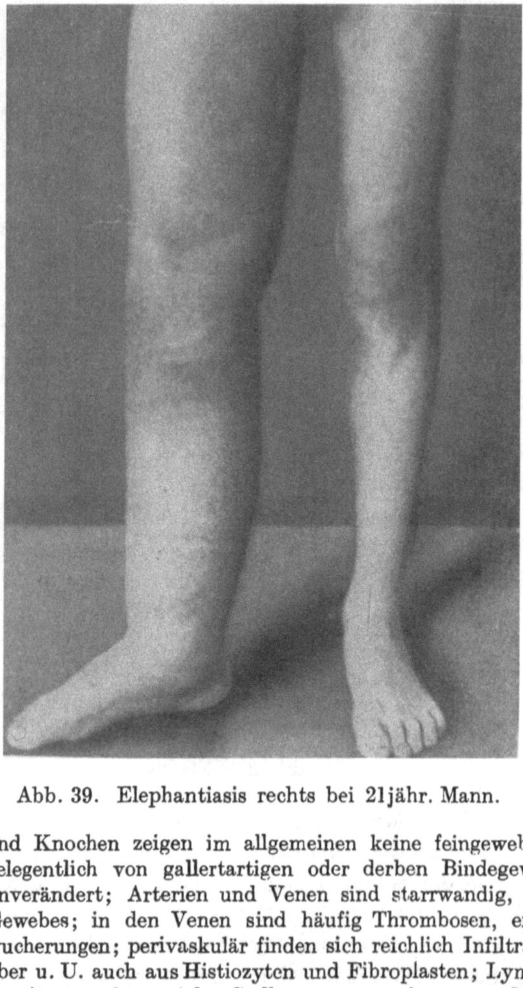

Abb. 39. Elephantiasis rechts bei 21jähr. Mann.

SERFLING bemerkt zur pathologischen Anatomie in kurzer Zusammenfassung: Es besteht Lymphansammlung in den Lymphgefäßen und Gewebsspalten, gefolgt von Bindegewebszunahme an Kutis, Subkutis und Faszie; Haut ist mehr oder weniger stark verdickt; Epithel kann hyperplastisch und hyperkeratotisch, aber auch atrophisch sein; stärkste Volumenzunahme zeigt das nicht selten mehrere Zentimeter starke Corium; die netzartig angeordneten Fibrillen des kollagenen Bindegewebes sind auseinandergedrängt, dabei an Volumen zunehmend und hyalinisiert; elastische Fasern sind kaum auszumachen, weil geschwunden, umgewandelt oder überdeckt; kollagene Elemente bilden an vielen Stellen kompakte und zellarme Massen; im Binde- gewebe des subkutanen Fettes bestehen dieselben Veränderungen wie im Corium und das Fettgewebe atrophiert; Muskulatur und Knochen zeigen im allgemeinen keine feingeweblichen Veränderungen; Muskulatur ist gelegentlich von gallertartigen oder derben Bindegewebszügen durchsetzt; Nerven bleiben unverändert; Arterien und Venen sind starrwandig, wohl durch Sklerose des umgebenden Gewebes; in den Venen sind häufig Thrombosen, endophlebitische Prozesse und Endothelwucherungen; perivaskulär finden sich reichlich Infiltrate aus Lymphozyten und Plasmazellen, aber u. U. auch aus Histiozyten und Fibroplasten; Lymphgefäße sind immer schwer verändert: erweitert und an vielen Stellen geronnene homogene Masse enthaltend oder mit Granulationszellen ausgefüllt sowie mit gewuchertem Endothel; Lymphdrüsen sind verschieden verändert: manchmal makroskopisch und mikroskopisch ohne krankhaften Befund, manchmal mit Sinuskatarrh, manchmal sklerotisch-narbig und im Sinne der Lymphadenocele umgewandelt; Knochen zeigen keine Veränderung, aber bei Jugendlichen Wachstumsvermehrung und sonst auch bei längerem Bestand Knochenverdickung nebst periostalen Wucherungen.

Weiterhin sei hier angeführt, was SERFLING über die *Pathogenese* der Elephantiasis bemerkt: Unterschieden werden muß: a) *angeborene* und b) *erworbene* Elephantiasis.

a) *Elephantiasis congenita* ist entweder *konnatal* oder *hereditär*. Bei der *konnatalen* Elephantiasis werden beschuldigt amniotische Abschnürung (darauf weist das Vorhandensein eines Schnürrings an der befallenen Gliedmaße!), abnorme Fruchtlage im Uterus (FISCHER), abnorme Faserzüge zwischen Subkutanfaszie und tiefergelegenen Weichteilen (NEELSEN), Infektion (Lymphangitis oder Erysipel) von der Mutter her (MONLOROW) und Bildungsfehler im Lymphsystem (VIRCHOW). Auf Fehlbildung im Bereich des Lymphsystems sind wohl auch zurückzuführen die ebenfalls seltenen Fälle von *hereditärer* Elephantiasis, wobei nicht intrauterin, sondern frühestens im Kindesalter, meist aber erst nach Pubertätsabschluß ohne merkbare Ursache die Gliedmaßenschwellung auftritt, während wiederholte Infekte, speziell Erysipel erst nach Manifestwerden der Elephantiasis hinzukommen, übrigens auch häufig noch Organ- und Sklettmißbildungen bestehen.

b) Bei der *Elephantiasis acquisita* wurden *mechanische* und *infektiöse* Ursachen beschuldigt. Auf rein *mechanischer* Grundlage beruhende Elephantiasis wird angezweifelt, und zwar mit Recht. KUNTZEN konnte im Tierversuch durch mechanische Lymphstauung kein bleibendes Ödem erzielen. Im Tierexperiment führte die Unterbindung der Hauptvenen und -lymphgefäße ebenso wie die Exstirpation der inguinalen und iliakalen Lymphknoten nur zu vorübergehender Beinschwellung (HOMANS, DRINKER u. FIELD) und erst gemeinsam mit einer Injektion von 2,5% Chinin. hydrochlor. und Aufschwemmung von kristallinischer Kieselerde am Hinterbein von Hunden zu einem für längere Zeit anhaltenden Ödem. Dagegen gelang klinisch der Nachweis, daß schwere regionäre Lymphdrüsenentzündungen später zu Elephantiasis führen können ebenso wie manchmal, wenn auch selten radikale Achselhöhlenausräumungen bei Mammakarzinom, was höchstwarhscheinlich zu erklären ist durch eine klinisch unmerkliche, aber weitgehende Infektion der tiefen Lymphgefäße mit deren allmählicher Verödung oder durch eine Lymphangitis carcinomatosa. Hierher gehört auch die Lymphbahnobstruktion durch Röntgenstrahlen. Wichtiger als das *mechanische* Moment dürfte das *infektiöse* sein; so sind rezidivierendes Erysipel sowie Lymphangitis, Thrombophlebitis und Ekzem häufiger von Elephantiasis gefolgt. Da nun aber nicht alle Menschen mit solchen infektiösen Prozessen an Elephantiasis erkranken, so wird ein prädisponierender Faktor vermutet in Form mesenchymaler, vielleicht familiärer Disposition, auch Einfluß von Klima, Umwelt, Lebensführung und Ernährung (*Kondoleon*). Zusammenfassend ist zur Pathogenese zu sagen: Elephantiasis *kann*, aber *muß* nicht entstehen auf der Basis einer Lymphstauung funktioneller oder mechanischer Grundlage oder im Anschluß an Lymphstauung mit infektiöser Komponente oder auf rein infektiöser Grundlage ohne Störung an Lymphbahnen und Lymphdrüsen.

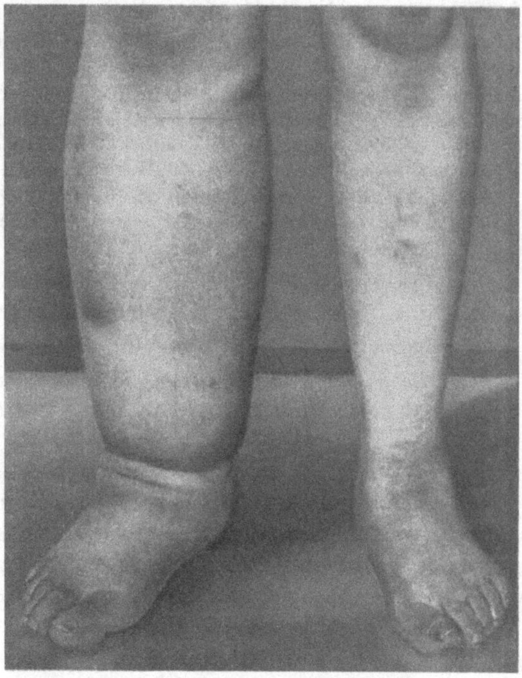

Abb. 40. Elephantiasis rechts bei 33jähr. Frau.

Für die Ätiologie gilt: Häufigste Ursache der Elephantiasis ist bei uns *Erysipel und andere chronisch-rezidivierende* Entzündung der Haut und des Unterhautzellgewebes, wobei entweder die Infektion oder die Lymphzirkulationsstörung das Primäre ist. *Traumatisches* Erysipel kann sowohl auf mechanischer als auch auf infektiöser Grundlage beruhen. *Lues und Tuberkulose* sind verhältnismäßig selten Ursache, wobei Lymphgefäßveränderungen ohne oder mit

Sekundärinfektion eine Rolle spielen. Für *neurogene* Elephantiasis sprechen experimentelle und klinische Beobachtungen von Lymphstauungen durch Spasmen in den proximalen Abschnitten und Erweiterungen im peripheren Gebiete, wie denn auch bei solchen vasomotorischen Lymphstauungen Sympathikuseingriffe Erfolg gezeigt haben. Schließlich spielen wohl auch innersekretorische Momente eine Rolle, insofern elephantiastische Veränderungen beobachtet sind bei Hyperthyerose bzw. Myxödem und Thyreoidininjektionen neben Grundumsatzhebung auch eine gewisse Besserung der Hautveränderungen brachten. Es kommen also für die Ätiologie der Elephantiasis verschiedene, übrigens meist miteinander verbundene Momente in Frage: Lymphstauung durch Abflußverlegung bzw. -erschwerung oder Lymphproduktionsvermehrung, Lymphgefäßverödung durch Lymphangitis und Dysfunktion durch toxische oder innersekretorische Symphathikusreizung.

LAMBRECHT berichtet 1950 über 23 Fälle von Elephantiasis aus der Göttinger chirurgischen Klinik: Kurvengipfel war im 13. Jahr und bei weiblichem Patienten ein nochmaliger Anstieg um das 45. Jahr; je 8 Fälle waren rechts oder links und 7 beiderseits; 1 war angeboren (ohne amniotische Abschnürung) und 3 erblich; eine einheitliche Ursache der Elephantiasis ist bisher nicht bekannt und die auf der verbreiteten Vorstellung einer Zirkulationsstörung in den Lymphgefäßen beruhenden Operationsverfahren (HANDLEY'sche Fadendränage und KONDOLEON'sche Faszienfensterung) habe nicht nur unbefriedigende Ergebnisse, sondern verhindern in manchen Fällen auch nicht ein Fortschreiten der Erkrankung, dagegen behandelt man besser nach DE GAETANO mit Ausschneidung des ganzen ödematösen bzw. sklerosierten Unterhautgewebes samt der erkrankten Fascie in mehreren Sitzungen.

Das *Vorkommen* der typischen Elephantiasis cruris ist glücklicherweise hierzulande nicht häufig, aber auch nicht allzu selten in Form hochgradiger Erkrankung an den Beinen, auch bei Krampfaderleiden (also sporadisch, dagegen in den Tropen endemisch).

Von dieser *Elephantiasis nostras* ist wohl zu unterscheiden die *Elephantiasis arabum*, welche endemisch in den Tropen an den Beinen sowie an den äußeren Geschlechtsteilen (Skrotum und Vulva) infolge der durch Mücken u. a. übertragenen, im Blut als Larve nachweisbaren Filaria sanguinis hominis (BANCROFTI) vorkommt, ebenso wie die *Elephantiasis graecorum*, welche durch Leprabazillen bedingt wird, ferner die *Elephantiasis congenita*, welche gelegentlich u. a. infolge amniotischer Abschnürung oberhalb entstanden und an der zentralen Schnürfurche erkennbar ist, und schließlich die *Elephantiasis teleangiektodes, lymphangiektodes* oder *neurofibromatosa*, welche durch Geschwulstbildung bedingt sind, auch der *partielle Riesenwuchs*, welcher an der gleichzeitigen Knochenvergrößerung zu erkennen ist. Die *Elephantiasis nostras* kann übrigens — außer durch Krampfaderleiden — entstehen infolge chronischer, speziell rezidivierender Entzündung bei Erysipel, Phlegmone, Lymphangitis, Thrombophlebitis, tuberkulösen, syphilitischer u. a. Unterschenkelgeschwüren, Osteomyelitis, Syphilis und Tuberkulose der Knochen, ferner infolge chronischer Blutumlaufstörung durch Trauma, Quetschung, Schuß, Knochenbruch, Fremdkörper, Verbrennung, Erfrierung u. a. und schließlich infolge Lymph- und Blutstauung bei Geschwulst sowie bei Eiterung oder Entfernung der gesamten Lymphdrüsen in der Leiste (ähnlich wie in der Achselhöhle, wo es bekanntlich bei Mammakarzinom im Spätstadium häufiger beobachtet wird); in manchen Fällen freilich ist die Entstehung nachträglich nicht sicher festzustellen, wenigstens nicht aus der Krankenbefragung.

Differentialdiagnostisch lassen sich wohl ohne Schwierigkeiten abtrennen das einfache Ödem (hier fehlt die unförmliche Mißgestalt) und das Myödem (hier ist die Schwellung auffallend derb sowie die Haut blaßblau, kühl und trocken — ganz abgesehen von den durch dieses Grundleiden bedingten Symptomen —) sowie Acrodermatitis atrophicans und Erythrocyanosis crurum puellarum (hier ist eine derbe polsterartige Ver dickung von Haut- und Unterhautzellgewebe, aber ohne Lymphstauung sowie die Haut blaurot mit Knötchen [Lichen pilaris bei jungen Mädchen von bestimmtem Typ] infolge Blutumlaufstörung durch Kälteschädigung beim Tragen kurzer Röcke und dünner Strümpfe), auch partieller wahrer und falscher Riesenwuchs, Elephantiasis teleangiektodes und neurofibromatosa u. a.

Klinisch unterscheidet man nach der Hautveränderung eine *glatte* und eine *tuberöse* Form; nicht selten zeigen sich im Bereich der Schwellungen mehr oder weniger ausgedehnte Bläschen, nach deren Eröffnung Lymphe abfließt. Häufiger sind auch Geschwürsbildungen. Bei diesen Symptomen ist das klinische Bild sinnfällig, nämlich die Haut verdickt und infiltriert, dabei schwer oder gar nicht in Falten abhebbar, evtl. die Epidermis schuppenpanzerartig und die Gliedmaßen unförmlich-elephantiastisch vergrößert mit massigen Wülsten und mit schmierigen, nämlich Schmutz, Epithel usw. enthaltenden Rinnen. Die Kranken leiden sehr unter der Plumpheit und Schwere des erkrankten Beines, wodurch dieses auch häßlich und gebrauchsbehindert ist.

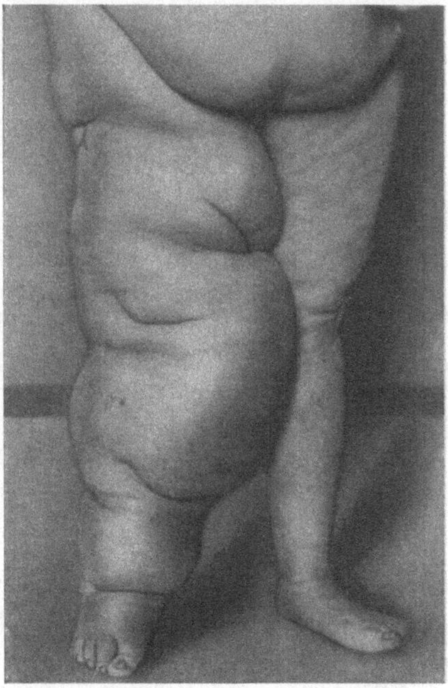

Abb. 41.
Elephantiasis rechts bei älterer Frau.

Komplikationen sind Ekzem, Erysipel, Bläschen, Rhagaden, Geschwüre und Papillome sowie Knochenverdickung, Muskelatrophie und Gelenkbehinderung; dazu treten bei hochgradiger Elephantiasis starke Funktionsstörungen und heftige Schmerzen. Das Leiden beginnt meist im 2. bis 3. Jahrzehnt und kommt zur Ausbildung in mehreren (5 bis 10) Jahren; der *Verlauf* des Leidens ist dabei langsam, aber stetig fortschreitend.

Was die *Prognose* angeht, so bedroht die Elephantiasis an sich nicht das Leben und gestattet auch ein leidliches Befinden; doch besteht ein erheblicher kosmetischer und funktioneller Schaden sowie die häufige Gefahr des Fortschreitens des Prozesses nebst den genannten Komplikationen. Hinsichtlich der Wiederherstellung ist die Prognose überhaupt ungünstig; daher ist wichtig die Verhütung des Leidens durch Beseitigung der genannten Ursachen sowie die frühzeitige und aufmerksame Behandlung.

Prophylaxe der Elephantiasis stößt im allgemeinen, auch bei dem Krampfaderleiden im besonderen auf Schwierigkeiten, weil einmal, sobald erst die Anfänge eines elephantiastischen Prozesses gesetzt sind, auf diesen die dann einsetzende Behandlung des Krampfaderleidens keine rechte Wirkung mehr hat und weil dazu die Krampfadern allein für die Entstehung der Elephantiasis nicht verantwortlich zu machen sind, sondern mehrere andere gleichzeitig oder nachträglich auftretende Schädlichkeiten, nämlich die Wirkung der Schwere beim Stehen und Gehen sowie bei schwerer Arbeit und die Häufigkeit kleiner Verletzungen und Entzündungen an den unteren Gliedmaßen, wobei Erysipel, Lymphangitis und Phlebitis eine verhängnisvolle Rolle spielen. Es ist daher von ausschlaggebender Wichtigkeit, schon die ersten Anfänge der Elephantiasis zu erkennen und zu behandeln; in diesem Sinne müssen also sorgsam behandelt werden gerade bei dem Krampfaderleiden alle unblutigen und blutigen Verletzungen sowie Schrunden, Geschwüre, Ausschläge und Entzündungen der Haut (Erysipel!), aber auch Affektionen der Knochen, Lymphdrüsen usw. und vor allem der Lymph- und Blutgefäße; auch ist zu achten auf Allgemeinerkrankungen: Fettleibigkeit, Herz- und Kreislaufschwäche, Atmungsstörungen usw.

Die *Therapie* der Elephantiasis hat im allgemeinen wenig Erfolg aufzuweisen. Man hat Vieles versucht und Manches empfohlen, ohne, wie weiter unten ausgeführt wird, durchschlagende und dauernde Heilung buchen zu können, dies auch nicht bei größeren Eingriffen, wobei übrigens auch die Erfahrungen bei Elephantiasis der äußeren Genitalien und bei Elephantiasis arabum lehrreich waren.

Wenn möglich und dann zeitig sei die Behandlung eine *kausale*. Bei Elephantiasis durch den varikösen Symptomenkomplex ist also dieser zu bekämpfen, und zwar einmal die Krampfadern als Grundleiden und dann deren Komplikationen, nämlich Ekzem, Beingeschwür und Venenentzündung, vor allem das als Eingangspforte für Infektionen dienende Ulkus und dann wiederkehrende akute (Erysipel, Phlebitis, Lymphangitis) und chronische (tuberkulöse oder luetische) Entzündungen. Bei Infektionen sind auch, worüber allerdings bisher keine größeren Erfahrungen vorliegen, Sulfonamide und Penicillin u. a. heranzuziehen, um die in verschiedenen Zeiträumen auftretenden Entzündungsschübe, welche jedesmal zu weiter fortschreitender fibröser Induration führen, zu bekämpfen, während die Vakzinebehandlung keine wesentliche Wirkung erzielt zu haben scheint und die Röntgenbestrahlung im Schrifttum über Elephantiasis nicht aufgeführt wird.

Im übrigen ist die Therapie eine *symptomatische*, und zwar entweder *konservativ* oder *operativ*.

Die *konservative* Therapie, welche auch als Vor- und Nachbehandlung bei der weiter unten zu besprechenden operativen Therapie in Betracht kommt, hat für sich allein nicht viel Erfolg. Wie es oben bei der Prophylaxe erwähnt wurde, ist sie im wesentlichen eine *physikalische* mit Bettruhe bzw. Horizontallagerung nebst Beinhochlagern sowie Kompressions-, spez. Zinkleim-, elastischem Binden- oder Heftpflasterverband, später auch Strumpf; daneben versuche man Prießnitz- oder Alkoholumschläge, Jod-, Quecksilber- oder Ichthyolsalbe, Moor- oder Senfmehlpackungen und Wärme mit Bad, Dusche, Fön, Heißluft oder Kurzwellenstrahlen sowie Elektrisieren (faradischer Strom mit Elektrode oder Pinsel bzw. Bürste), Bewegungsübungen und Massage; für veraltete Fälle von Thrombophlebitis empfehlen Leube u. Dicke intensive Bindegewebsmassage. Außerdem werden von inneren Heilmitteln empfohlen Jod, Kalzium, Salyrgan o. a. Diuretika sowie Hormone und Reizkörper. Nicht zuletzt sei betont, daß *langes Stehen vermieden*, evtl. auch Berufswechsel vorgenommen werden muß.

Die *operative* Therapie kennt mehrere Verfahren, welche sich in verschiedene Gruppen einreihen lassen, ohne daß freilich eine scharfe Scheidung dabei möglich ist:

1. Operationen, welche die Lymphproduktion einschränken sollen,
2. Operationen, welche den Lymphabfluß verbessern bzw. ermöglichen sollen,
3. Operationen, welche das elephantiastisch veränderte Gewebe entfernen, evtl. unter Anfügung einer Lymphangioplastik,
4. Operationen, welche das erkrankte Glied durch dessen Absetzung entfernen.

1. Zu den *Operationen, welche die Lymphproduktion einschränken sollen*, rechnet man in erster Linie die Einspritzungen verschiedener Mittel in das Gewebe des erkrankten Körperteils. So sah CASTELLANI gewissen Erfolg mit Fibrolysin-Injektionen intramuskulär und in das erkrankte Bein (2 bis 4 ccm tägl. monatelang) nebst nachfolgender komprimierender Einwicklung, worauf die überschüssige Haut ausgeschnitten wurde. (Ebenso erreichte übrigens KÜTTNER mit Fibrolysin-Injektionen Heilung bei Elephantiasis penis et scroti). Außer Fibrolysin wurden injiziert andere Mittel: Jodtinktur, Alkohol, Kochsalzlösung u. a. ESMARCH möchte solche Injektionen für brauchbar halten bei mit hochgradigen Lymphangiektasien und umschriebenen Lymphorrhoen einhergehenden Formen; jedoch genügen Injektionen allein meist nicht — abgesehen davon, daß verschiedentlich Eiterung auftrat, was aber bei sachgemäßem Vorgehen wohl zu vermeiden ist. BOWESMAN erzielte bei 20 Fällen während 8monatiger Beobachtung anhaltende Besserung im lymphgangiektatischen Stadium mit Einspritzung von 2 bis 3 ccm 10% Glyzerinlösung in die A. femoralis, wobei er von dem Gedanken ausging, daß Glyzerin Wasser anzieht und damit das Ödem beseitigt (Das Verfahren gehört also eigentlich in die 2. Gruppe der operativen Verfahren!).

Weiter erhoffte man Erfolg hinsichtlich Einschränkung der Lymphproduktion von Drosselung der Blutzufuhr durch *Unterbindung oder durch Kompression der Hauptschlagader*. Dieser Gedanke, die Blutzufuhr des elephantiastischen Körperteils herabzusetzen, wurde im Hinblick auf die in den meisten Fällen festzustellende Unsicherheit und Unvollkommenheit der konservativen Therapie schon frühzeitig in Erwägung gezogen und dann mit Begeisterung aufgenommen. Schon 1853 hatte CARNOCHAN mit Erfolg die Unterbindung der A. femoralis ausgeführt; doch erfolgte Dauerheilung nur bei 8 von 77 Patienten. Das Verfahren der Femoralisunterbindung wurde dann angewandt von mehreren amerikanischen und englischen sowie deutschen Chirurgen; doch war ein Dauererfolg kaum beschieden (vgl. ALBERT!). Es wurden bei Elephantiasis cruris unterbunden A. tibialis ant., A. poplitea, A. femoralis oder A. iliaca ext., und zwar letztere zumeist, dies auch von HUETER, SIMON, BAUM u. a. ESMARCH kommt unter kritischer Betrachtung der bisher bekannten Fälle zu folgendem Schluß: Die Unterbindung der Hauptarterie kann einen gewaltigen und manchmal auch nachhaltigen Einfluß auf die Elephantiasis ausüben, wenigstens einen solchen von Wochen bis Monaten bis Jahren und ist bei passender Auswahl der Patienten und bei sachgemäßer Ausführung ohne große Gefahren bis auf die manchmal beobachtete Beingangrän oder lokale Nekrose infolge unzureichendem Kollateralkreislaufs in den veränderten Blutgefäßen des erkrankten Beines — abgesehen davon, daß zwei Veränderungen: Beingeschwüre und Wulstbildungen nicht beseitigt werden. Unter diesen Umständen ist die Operation, da sie Gangrän und andere, auch lebensgefährliche Folgen haben kann und nicht sicheren Dauerfolg gewährleistet, für jeden Fall wohl abzuwägen unter besonderer Berücksichtigung der im Einzelfall vorhandenen örtlichen (Gefäß-) und allgemeinen (Herz-, Nieren- usw.) Verhältnisse, jedenfalls nicht zu unternehmen, ehe nicht die sonstigen Heilmittel erschöpft sind; auch erfordert sie eine sorgfältige Nachbehandlung mit den konservativen Maßnahmen: Hochlagerung, Wärme, Druckverband bzw. Strumpf, Massage usw. Heutzutage scheint die Hauptschlagaderunterbindung so gut wie verlassen zu sein, da sie weder erfolgsicher noch ungefährlich ist; höchstens ist sie in solchen Fällen zu erwägen, bei welchen die Gliedabsetzung in Frage kommt.

Statt der *Unterbindung* hat man wegen der genannten Nachteile auch empfohlen die *Kompression* der Hauptschlagader, spez. der A. iliaca ext., bei peripherem Sitz des Leidens auch die der A. poplitea. Man bediente sich zur Kompression des Fingers oder des Tourniquets; dabei erschien ratsamer grundsätzlich, wenigstens anfangs die Digitalkompression wegen besserer Überwachungsmöglichkeit und wegen schonender Ausführbarkeit und bei der Tourniquetanwendung ein Bügel- oder Stangentourniquet wegen Vermeidung zirkulärer Einschnürung; zugleich erfolgte Hochlagerung und Gliedeinwicklung sowie Massage. Nicht selten erschien es empfehlenswert, besonders verdickte Hautpartien, namentlich solche an dem Fußrücken und ganz besonders solche an den Knöcheln, von welchen auch Rezidiv droht, durch passend angelegte Exzisionen zu entfernen, zumal dann durch Narbenbildung neuen Durchtränkungen und Stauungen der Weg verlegt wird, und auch stark prominierende Knochenauflagerungen mit dem Meißel zu entfernen. Trotz günstiger, auch der Ligatur kaum nachstehender Erfolge scheint die Kompression aber nicht häufig angewandt worden zu sein; sie verdient aber nach ESMARCH, bei der Behandlung der Elephantiasis in erster Linie genannt zu werden, da sie stets anwendbar und ungefährlich sowie der oft recht lästigen Hochlagerung und Gliedeinwicklung gleichwertig ist.

Auch die *Unterbindung der Hauptblutader: V. femoralis* hat in mehreren Fällen zu Erfolg geführt, was damit erklärt wird, daß eine variköse Entartung der V. femoralis eine Vermehrung der Lymphproduktion verursachte, welche durch Ligatur des Gefäßes beseitigt wurde.

Ferner hat die Ausführung des Spiralschnitts nach RINDFLEISCH mehrmals eine wesentliche Besserung gebracht, indem eine die Elephantiasis auslösende Blutstauung im oberflächlichen Venensystem behoben wurde. Auch DE GAETANO unterbindet bei seinem kombinierten Operationsverfahren die oberflächlichen Venen des Ober- und Unterschenkels (s. u.).

Hier anzuschließen sind die *Operationen am sympathischen Nervensystem*, welche eine hemmende Wirkung auf die Lymphproduktion haben sollen; bisher liegen größere Erfahrungen darüber noch nicht vor; LERICHE sah Besserung nach periarterieller Sympathektomie; verwiesen sei auf die bei der Krampfaderbehandlung erwähnte Arbeit von ANSELMINO u. SAUER; empfohlen sind periarterielle Sympathektomie, Arterienresektion und Grenzstrangblockade oder -resektion (vgl. auch Ulcus cruris!).

2. An zweiter Stelle sind zu nennen *Operationen, welche den Lymphabfluß befördern bzw. ermöglichen sollen.* v. MIKULICZ empfahl multiple *Stichelungen* mit Spitzmesser oder Spitzbrenner; heutzutage wird man auch die Hochfrequenzstrom-Elektrode benutzen. *Punktionen, Inzisionen* und *Exzisionen,* auch in Verbindung mit Schröpfkopfanwendung oder Jodoformgazetamponade sind dann von den älteren Ärzten öfters ausgeführt worden. Sie haben aber wegen Unsicherheit einerseits und Gefährlichkeit andererseits keinen Eingang in die allgemeine Praxis gefunden. Nach ESMARCH sind aber solche blutigen Eingriffe zu Unrecht in Vergessenheit geraten, da sie durch lokale Blutentziehung nicht nur einen vorübergehenden Erfolg ausüben, sondern durch Nebenwirkungen auch einen anhaltenden; insbesondere deutet WERNHER letzteren dahin, daß die überfüllten und dann an vielen Stellen durchschnittenen Lymphgefäße sich ergiebig entleeren können, dann durch die nachfolgende Vernarbung z. T. obliterieren und schließlich in dem festen Narbengewebe keiner Neubildung und Wiedererweiterung unterliegen; so sind dann im Schrifttum recht beachtliche Erfolge — ebenso wie an den Genitalien — auch an den Extremitäten mit den genannten Verfahren erzielt worden, nämlich mit blutigen Schröpfkopfanwendungen oder mit Skarifikationen, Inzisionen

(LISFRANC machte 20 bis 30) und Exzisionen. (Letztere werden weiter unten noch besprochen bei der 3. Gruppe von Operationen, welche das elephantiastische Gewebe entfernen!).

Da nun mit den vorgenannten Eingriffen, nämlich mit Punktionen, Inzisionen und Exzisionen der äußeren Bedeckung kein vollkommener und anhaltender Erfolg erzielt wurde, ging man über zu anderen Methoden zwecks Beförderung des Lymphabflusses, welche man zusammenfaßt mit der Bezeichnung *Lymphangioplastik*. Dieses Verfahren geht zurück auf HANDLEY, welcher 1908 bei Lymphstauung am Arm nach Mammakarzinom subkutan Seidenfadendränage von der Hand bis zur Brustvorderwand mit Erfolg ausführte. Andere Chirurgen nahmen auch Seidenfäden oder geflochtene Seidenzöpfe bis Kleinfingerdicke, wie dies auch neuerdings von SERFLING aus der Hallenser Klinik berichtet wird. LEXER führte die Seidenfäden nicht nur subkutan, sondern auch subfaszial durch die Gliedmaßen durch; DRAUDT berichtet aus der LEXER'schen Klinik von dicken Seidenfäden oder von Gummiröhrchen, welche zu 6 von 20 bis 30 cm voneinander liegenden Schnitten eingelegt wurden, und zwar vom Fußrücken bis zum properitonealem Gewebe oberhalb des Leistenbandes; später verwandte LEXER gestielte Faszienstreifen. WALTHER verwandte Gummiröhrchen, erlebte aber häufiger deren Abstoßung unter Eiterung. KROGIUS benutzte frei verpflanzte Venen- und Arterienstücke. FALK legte die V. saphena magna nahe ihrer Einmündung in die V. femoralis frei, durchtrennte sie dort, versorgte den proximalen Venenstumpf und führte distalwärts in die Vene eine BABCOCK'sche Sonde ein, mit deren Hilfe er dann das Gefäß distalwärts herauszog und umgestülpt subkutan oder subfaszial spiralförmig einlagerte. Zwar wurden totale oder partielle Verödungen der neugeschaffenen Lymphkanäle an Tier- und Menschenpräparaten festgestellt von KAYSSER, FALK, MADDEN u. IBRAHIM u. a. und in vielen Fällen bleibt Dauererfolg aus (vgl. LAMBRECHT); doch trat in anderen Fällen eine wesentliche und anhaltende Besserung der Elephantiasis ein, was damit erklärt wird, daß die Seidenfäden u. a. Einlagen durch entzündliche und fermentative Vorgänge die Resorption des sklerotischen Gewebes bewirken.

Physiologischer als die HANDLEY'sche Fadendränage erscheinen Operationen, welche das Lymphsystem des erkrankten Körperteils durh Lymphgefäße tragende Gewebsbrücken mit gesunden Körperregionen verbinden oder die beiden Gebiete trennenden Gewebspartien, spez. die Faszie möglichst ausgiebig entfernen, wobei auch Pumpwirkung seitens der Muskulatur die Lymphabfuhr befördert. In diesem Sinne empfahl KONDOLEON 1912 folgendes Verfahren: Ausgeschnitten werden meist in 2 Sitzungen an der Außen- und Innenseite des befallenen Beines an Unter- und Oberschenkel zirka 8 cm breite und über die ganze Gliedmaßenlänge, wenigstens 10 bis 20 cm weit sich erstreckende Faszienstreifen unter Schonung der Gelenkgegenden; KONDOLEON hatte mit dieser Fazienexzision bei 50 Fällen 35mal endgültige Besserung, allerdings auch öfters Fehlschläge. Über Erfolge mit diesem Verfahren berichtet auch DRAUDT aus der LEXER'schen Klinik. PAYR verfuhr ähnlich; außerdem vergrößerte er die Faszienlücke durch Vernähen der Muskeloberfläche mittels Katgutfäden mit der Unterfläche des vorher abgetrennten Unterhautzellgewebes, wobei durch die Muskeltätigkeit eine Saugwirkung auf die im Subkutangewebe angestaute Lymphe ausgeübt werden soll; HAUBENREISSER berichtet aus der PAYR'schen Klinik über Erfolg in 4 Fällen, von welchen 3 auch eine wesentliche Umfangsverminderung und alle Schmerzbeseitigung aufwiesen. LANZ machte auch Faszienausschneidungen; außerdem führte er gestielte Faszienlappenstreifen durch die Muskulatur bis auf den Knochen und evtl. in dessen eröffnete Markhöhle, um damit Lymphsysteme zu überbrücken; über Erfolge mit dieser Methode berichtete FRISCHMANN. OPPEL führte an Stelle von Faszie gestielte Fettgewebslappen aus dem Subkutangewebe durch Faszienfenster in die Muskulatur. SOKOLOWSKI brachte durch einen freitransplantierten Netzstreifen das Lymphgefäßsystem der V. saphena magna mit dem der Bauchhöhle in Verbindung, indem er ihn unter dem Leistenband durch ein kleines Bauchdeckenfenster in die Bauchhöhle einführte, oder er verlagerte kranialgestielte Streifen aus dem die großen Gefäßstämme umgebenden Gewebe in die Umgebung der V. saphena magna; er veröffentlichte 4 Fälle, bei welchen er seine Netzplastik mit OPPEL's Fettlappenplastik kombinierte. Alle diese Operationsverfahren nach dem Prinzip von KONDOLEON sind in manchen Fällen mit Erfolg ausgeführt worden, haben aber doch nicht allgemeine Anwendung gefunden, zumal solche Dränage ja auch nur wirksam sein dürfte bei reiner Saftstauung, ferner Dauererfolg meist auszubleiben scheint und schließlich die Gefahr von Blutung (KAEHLER) und Vereiterung nicht ganz auszuschließen ist; so ist es dazu gekommen, daß man auch zu anderen Operationen bzw. zu Kombination mit anderen Operationen sich entschloß.

3. An dritter Stelle sind zu nennen *Operationen, welche das elephantiastisch veränderte Gewebe entfernen*; doch muß vorweg betont werden, daß solche Eingriffe, um Erfolg zu haben, zu verbinden sind mit den unter 2. genannten Methoden der Lymphangioplastik, insonderheit mit genügender Entfernung der die kranken und gesunden Lymphsysteme trennenden Faszie, so daß also Kombinationsverfahren zum System werden. Einfache, und zwar genügend ausgedehnte Keilexzisionen sind bereits schon frühzeitig ausgeführt worden, nämlich von WINIWARTER, DIEFFENBACH und MIKULICZ, und zwar in Form der Ausschneidung von Haut und evtl. auch von Faszie in zirka 4 bis 7 cm breiten spindelförmigen Streifen. Später wurden zu solchen Exzisionen verschiedene Modifikationen von manchen Autoren empfohlen. HERGENROEDER entfernte in 1 Fall am Unterschenkel die gesamte Haut und Faszie in 3 Etappen von 2 bis 3 Wochen Abstand, wobei jedesmal ein Streifen in der ganzen Länge des Unterschenkels ausgeschnitten und der entstandene Defekt mit THIERSCH'schen Läppchen von der entfernten Haut gedeckt wurde. ANCHINCLOSS beseitigte soweit als möglich das kranke Gewebe in 4 Zeiten, wobei er die von Unterhautzellgewebe und Faszie befreiten Hautlappen wieder einschlug und auf die Muskulatur aufsteppte. DE GAETANO entfernte von langen ovalären Exzisionen an der Außen- und Innenseite des Ober- und Unterschenkels die Faszie fast zirkulär nach Unterminierung der Hautbrücken und im Anschluß daran das gesamte indurierte Subkutangewebe, unterband die Saphena und fixierte die Hautstreifen auf der Unterlage an die faszienentblößte Muskulatur; freilich blieben Hauternährungsstörungen nicht aus. ROSENOW versenkte nach rhombischer Hautausschneidung Lappen von Unterhautzellgewebe oder Faszie in Muskulatur und Knochen. POTH, BARNES u. ROX berichteten über eine neue Methode der Elephantiasisbehandlung: In 4 Fällen entfernten sie die gesamte Gewebsmasse bis auf die Muskelscheide mit Ausnahme eines schmalen Hautstreifens über der vorderen Schienbeinkante und deckten den Defekt mit von der exstirpierten Haut entnommenen Thiersch'schen Läppchen. SISTRUNK (MAYS), FAYKISS, GOSTER, PRATT, FINALY, MOENE und KONDOLEON begnügten sich mit elliptischen Haut- und Faszienexzisionen an der Außen- und Innenseite des Beines, wobei die Breite der entfernten Haut-Faszienstreifen bei den einzelnen Autoren zwischen 4 und 18 cm schwankte und wobei meist mehrzeitiges Verfahren bevorzugt wurde. Unterminierung

der Schnittränder zum Zwecke einer ausgiebigen Entfernung des Subkutan- und Fasziengewebes wird empfohlen von GOSTER und von PRATT. Freilich drohen bei den genannten Eingriffen beträchtliche Blutungen und bedrohliche Zirkulationsstörungen an Haut und übrigem Gewebe des Beines; BRUCK war deswegen in 1 Fall zur Beinabsetzung genötigt. Überhaupt blieben Mißerfolge nicht aus (vgl. LAMBRECHT; auch CHORMLEY u. OVERTON hatten guten Erfolg bei 64 Fällen nur in 42%).

Solche Gewebsausschneidungen werden nun zweckmäßigerweise verbunden mit Lymphangioplastik, speziell Faszienfensterung, wie sie bei der 2. Gruppe der Operationen beschrieben ist; denn einfache Ausschneidungen von Haut- und Unterhautgewebe verkleinere zwar zunächst das verdickte Bein, befriedigen aber meist nicht im Dauererfolg. Über die Erfolge solchen kombinierten Vorgehens ist oben bereits berichtet; zu verweisen ist auf KONDOLEON, PAYR, LANZ, OPPEL und SOKOLOWSKI sowie DRAUDT, HAUBENREISSER und FRISCHMANN; dazu kommen neuerdings noch folgende Autoren: KAYSSER bediente sich mit Erfolg 3 Verfahren: 1. Originalmethode HANDLEY-LEXER, 2. Methode KONDOLEON-PAYR mit zusätzlichen spindelförmigen Ausschneidungen des elephantiastisch veränderten Gewebes und mit Einlegung von Seidenfäden nach HANDLEY-LEXER und 3. Methode KONDOLEON; dabei stellt er die Indikation zu den einzelnen Operationsmethoden folgendermaßen: Bei der lymphangiektatischen Form soll zunächst nach KONDOLEON oder PAYR vorgegangen werden; tritt hiernach keine Besserung ein, so muß nachträglich operiert werden nach HANDLEY-LEXER, und bei der sklerotischen Form ist im Gegensatz zu anderen Autoren angezeigt das Verfahren nach HANDLEY-LEXER. JUNGE hatte Erfolg bei einem 35jährigen Mann mit doppelseitiger Elephantiasis cruris nebst Unterschenkelgeschwür nach Motorradunfall vor 3 Jahren mit folgendem Verfahren: Exzision von Unterhautzellgewebe und Einlegen von doppelten Seidenfäden in die Muskulatur durch an über 20 Stellen angelegte Faszienfenster von 1 bis 2 cm Größe. SERFLING kommt unter Berücksichtigung des bisherigen Schrifttums zu dem Schluß, daß bei der Elephantiasis der Extremitäten die modifizierte Methode von KONDOLEON oder die von HANDLEY-LEXER die am meisten Erfolg versprechenden sind und daß u. U. auch beide Verfahren kombiniert werden müssen.

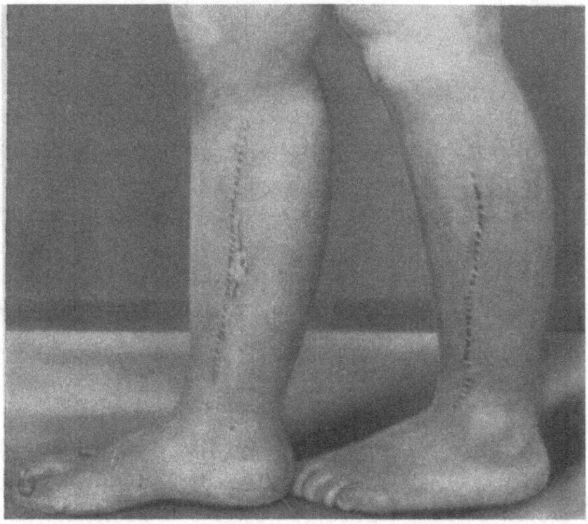

Abb. 42. Elephantiasis beiderseits bei 28jähr. Frau einige Jahre nach der Operation von LANZ-KONDOLEON-PAYR.

Zum Schluß muß betont werden, daß mit allen genannten Operationen bzw. deren Kombinationen ein völliger oder auch nur befriedigender Dauererfolg nur selten erreicht wird, was ja im Hinblick auf das fortgeschrittene und nicht beeinflußbare Grundleiden kein Wunder nimmt. Auch sei nochmals darauf hingewiesen, daß bei allen Operationen noch für längere Zeit anzuschließen ist die obengenannte konservative Therapie mit Hochlagerung bzw. Kompressionsverband sowie mit Umschlägen, Wärme, Bewegungsübungen, Massage usw.

4. Als viertes und letztes Operationsverfahren ist zu nennen die *Gliedabsetzung*; sie ist freilich angezeigt nur ausnahmsweise in den allerschwersten Fällen von Elephantiasis mit Unbrauchbarkeit und Lästigkeit des Beines durch quälende Schmerzen, fortschreitende und unheilbare, spez. ringförmige Geschwürsbildung, bedenkliche Infektion, lebensgefährliche Blutung, bedeutende Knochenwucherung und starke Gelenkbehinderung, falls die soziale Lage zur Entfernung der störenden Gliedmaßen nötigt.

Nachtrag 1

Zu IV. *Diagnose, spez. Venographie:* Jenny betont den Wert der Venographie (Röntgenaufnahme erfolgt 30—60 Sekunden nach Injektion von 20 ccm 50% Kontrastmittel Roche in eine periphergelegene Vene) für Unfallbegutachtung: Ist der variköse Symptomenkomplex Spätfolge einer Thrombose, so findet sich ein subkutaner Kollateralkreislauf um die verschlossenen tiefen Venen. Linde fand bei Venographie (40 ccm Parabrodil in Großzehenvene bei vertikal erhobenem und mit elastischer Binde festumwickeltem Bein) bei 213 Patienten in 155 Fällen mit durchgemachter tiefer Venenthrombose 73% Venen wieder durchgängig; davon wurden 54 behandelt, und zwar mit perkutanen Injektionen oder (bei disseminierten Varizen) mit Injektion und Operation: hohe Saphena-Unterbindung, distale Injektion und Venenstammentfernung nach Babcock von mindestens 15 cm; Erfolg: 23 Heilung und 16 Besserung.

Zu V. *Injektionstherapie:* Heinrich nennt 26% Kochsalzlösung bzw. Varicophthin, 60—70% Traubenzuckerlösung bzw. Varicosmon und 5—10% Varicocid oder Variclaudin. Leibold benutzt 20% Kochsalzlösung. Zingg zieht Varicocid vor der Kochsalz-, Traubenzucker- oder Sublimatlösung und empfiehlt als neues Verödungsmittel Geigy, dies auch bei Thrombophlebitis und Beingeschwür.

Listo erwähnt 300 Fälle von Schwangerschaft mit Varicocideinspritzungen und 27 mit hoher Saphenaresektion, davon 16 nach dem 5. Monat und Dodd 17 Fälle mit Saphenaunterbindung und Injektion von 50% Kochsalz- oder 60% Glukoselösung; Redell befürwortet ebenfalls hohe Saphenaresektion und Glukoseinjektion; Schönig verwandte mit Erfolg in 50 Fällen, auch bei Schwangerschaft im 3. Monat, neben Roßkastanienextrakt (Venostasin oder Vasotonin) hohe Saphenaresektion und Injektion von 150—180 ccm 66% Traubenzuckerlösung, während Operation ebenso wie Einspritzung allein keinen rechten Erfolg zeigte außer bei wenig ausgedehnten Unterschenkelkrampfadern — abgesehen von Thrombophlebitis, Nekrose und Beingeschwür gelegentlich.

Rappert erwähnt 9453 Fälle von Moskowicz-Operation mit 6 Embolietodesfällen im Schrifttum und 2000 eigene Fälle ohne Infarkt oder Embolie sowie mit 79% Erfolg. Leidiger bemerkt dazu, daß er bei Hunderten mit 10% Varicocid Eingespritzten besten Erfolg und nur 1 Embolie hatte, während er solche — ebenso wie Kleinschmidt — bei Moskowicz-Operation öfters vermerken mußte.

Zu *Zusatz 2, Beingeschwür:* Leibold lobt auch Wechselgüsse und -duschen sowie Bestrahlung mit warmem Kohlensäuregas und Bayer Sulfonamid-Zinkschüttelmixtur (Pyodron).

Zu *Zusatz 3, Thrombophlebitis:* Meyer behandelt mit Druckverband und bei eitriger Phlebitis mit Blutegeln und Fokussanierung und Gross benutzte mit Erfolg bei 200 Fällen einen 6 cm breiten Heftpflasterstreifen handbreit oberhalb der Entzündungsstelle zirkulär-spiralig zwecks Saphenastauung, und zwar ohne Bettruhe.

Nachtrag 2

Zu V. *Konservative Therapie*: auch Venosan (Fluorcalcium, Hamamelis, Schwefel und Kupfer).

Zu *Zusatz 2, Beingeschwür:* Schilling legt Wert auf funktionelle Behandlung schlecht heilender Beingeschwüre durch Kompressionsverband, aktive, passive und Widerstandsübungen, Massage einschließlich Bindegewebsmassage und Wechselbäder neben Umschneidungen und Hautplastiken sowie Varizenverödung. Horatz lobt Priscol-Salbe und -Lösung sowie Ultraschallbehandlung; letztere auch Leidel und Kurzwellenbehandlung Schliephake sowie Aureomycinsalbe Ludwig, Spier u. Wolff. Niemann-Anderssen verwendet bei entzündetem Geschwür nicht Salbe oder Puder, sondern feuchten Umschlag mit Rivanol oder Trypaflavin sowie Sulfonamiden und Penicillin. Kümmell erwähnt Resektion des lumbalen Grenzstrangs oder der dortigen Lymphdrüsenpakete bzw. der Rami communicantes.

Zu *Zusatz 3, Thrombophlebitis:* Ochsner u. de Bakey, welche Entzündungsthrombophlebitis und Thrombose wohl unterschieden wissen wollen, empfehlen zur Verhütung der Spätfolgen (Ödem, Beingeschwür und Elephantiasis) Paravertebralanästhesie und Spasmolytika, evtl. Venenunterbindung, bei Entzündung auch Streptokokkenserum und Sulfonamide, bei Venenobliteration Exzision des Narbenmantels um die Gefäßscheide und bei Klappeninsuffizienz Unterbindung der V. femoralis superfic. in der Oberschenkelmitte und der kommunizierenden Venen unterhalb des inneren Knöchels. — Niemann-Anderssen lobt bei Phlebitis Röntgen- oder Kurzwellenbestrahlung sowie Vitamin B. Sigg welcher den hohen Prozentsatz späterer Beingeschwüre und teilweiser Invalidität betont, legt Wert auf ambulante Behandlung der Phlebitis ohne Bettruhe durch Kompressionsverband mit Salbenläppchen- und Gummischwammunterlage an der gefährdeten Stelle, bei klinischer Behandlung auch auf Anwendung von Heparin. Neuerdings wird statt dessen auch synthetisch herstellbares Thrombocid empfohlen.

Zu *Zusatz 4, Elephantiasis*: Poth, Barnes u. Ross berichten weiter über ihre Operation: Exzision des gesamten Gewebes bis auf die Muskelaponeurose an Ober- und Unterschenkel außer einer schmalen Hautbrücke an der vorderen Schienbeinkante nebst anschließender Defektdeckung durch Thiersch-Läppchen von der entnommenen Haut und in 2. Sitzung Exzision der ursprünglich belassenen Hautbrücke.

Anhang: Arbeitsfähigkeit und Unfallzusammenhang

a) Arbeitsfähigkeit

Bei der Begutachtung hinsichtlich der *Arbeitsfähigkeit* des Patienten mit Krampfaderleiden und deren Folgezuständen (Ekzem, Beingeschwür, Venenentzündung und Elephantiasis) sind für den Praktiker gewisse Richtlinien erwünscht.

Auf Grund *einmaliger* Untersuchung ist dabei eine gerechte Beurteilung schwierig, ja manchmal unmöglich. Wichtig ist daher eine genaue Anamnese und eine sorgfältige Akteneinsicht, wobei oftmals eine zutreffende Beurteilung des einzelnen Falles möglich sein wird, namentlich bei Komplikationen, spez. Entzündungserscheinungen, welche hinsichtlich der Arbeitsfähigkeit naturgemäß eine wichtige Rolle spielen.

An sich bedingt das Krampfaderleiden, auch ein solches mit Beingeschwür keine Invalidität, ja nicht einmal eine wesentliche Erwerbsbeschränkung bei den allermeisten Berufen bzw. auf dem allgemeinen Arbeitsmarkt, und auch Vorliegen von Komplikationen mit entsprechenden Beschwerden und Entzündungserscheinungen bedingt vielleicht Behandlungsnotwendigkeit, aber nicht immer Arbeitsunfähigkeit, wenigstens keine *dauernde*, sondern oft nur eine *vorübergehende*. Freilich läßt sich auch durch sachgemäße Behandlung nicht immer auf die Dauer eine volle Arbeitsfähigkeit erreichen; sondern Fälle mit trotz sachgemäßer Behandlung wiederholt auftretenden Komplikationen, nicht zuletzt solche nach doppelseitigem Geschwür und Fälle von Komplikationen mit anderen Leiden (z. B. Endangitis obliterans) bedingen eine Erwerbsbeschränkung auf dem allgemeinen Arbeitsmarkt von 10 bis 50%, wobei für die Höhe der Dauerrente eine etwaige Neigung zu Geschwürsbildung oder Venenentzündung eine große Rolle spielt.

b) Unfallzusammenhang

Unfallzusammenhang ist für das Krampfaderleiden im allgemeinen abzulehnen; nur ganz ausnahmsweise kann man ihn anerkennen, und zwar im Sinne der *Entstehung* bei Narbe, Knochenwucherung, Thrombose o. dgl. mit anschließender Blutumlaufstörung nebst Venenerweiterung und evtl. Geschwürsbildung und im Sinne der *Verschlimmerung* bei Blutung, Thrombose, Geschwürsentwicklung o. dgl., aber auch dann nicht immer *dauernd*, sondern oft nur *vorübergehend*.

Was nun die *Komplikationen* des Krampfaderleidens, nämlich Beingeschwür, Venenentzündung und Elephantiasis angeht, so ist auch hier, da diese Zustände die Folge des gewöhnlich vom Unfall unabhängigen, auch *vor*bestehenden Krampfaderleidens sind, der Unfallzusammenhang nur ausnahmsweise anzunehmen, aber auch dann nur unter Anlegung eines strengen Beurteilungsmaßstabes.

Für *Thrombose und Embolie* ist Unfallzusammenhang dann zu erwägen, wenn ein geeignetes Trauma mit Einriß der Venenwand, spez. ihrer inneren Haut bei stumpfen oder offenen Beinverletzungen oder falls ein benachbarter Bluterguß vorliegt sowie falls ein an einer anderen Körperstelle angreifendes Trauma einen erheblichen Gewebszerfall oder ein längeres Krankenlager mit entsprechender Blutumlaufstörung veranlaßt hat.

Für das *Beingeschwür* ist der Unfallzusammenhang nur ganz ausnahmsweise, und zwar als wesentlich *mit*wirkende Teilursache gegeben, aber auch hier nur selten auf die *Dauer*; ist doch das Beingeschwür Folge des vorbestehenden (auf Bindegewebsschwäche beruhenden) Grundleidens der Krampfadern, welches nach allgemeiner Erfahrung von sich aus fortzuschreiten pflegt und dabei oftmals zu Beingeschwüren führt. Am ehesten ist Unfallzusammenhang anzuerkennen bei Entstehung durch örtliches Trauma z. B. bei kompliziertem Unterschenkelbruch oder bei Unterschenkelschuß, wenn hier durch lange Eiterung und umfangreiche Nekrose erhebliche Defekte entstanden sind, deren Heilung nicht völlig eintritt, so daß ein Geschwür zurückbleibt. Für ein *rückfälliges* Geschwür kann Unfallzusammenhang jedoch nur dann anerkannt werden, wenn es an der Stelle eines alten Unfallgeschwürs sich entwickelt, aber keineswegs ein *später* auftretendes Beingeschwür, welches vielleicht Jahre *nach* dem Unfall und *abseits* der Unfalleinwirkungsstelle aufgetreten ist; wissen wir doch aus der ärztlichen Erfahrung, daß bei sachgemäßer Behandlung Unfallgeschwüre auch bei dem Krampfaderleiden mit der Zeit abzuheilen pflegen. Vielmehr ist bei gleichzeitig bestehendem Krampfaderleiden der Unfallzusammenhang in der Regel nur gegeben bis zur Geschwürsabheilung; sonst ist der Unfall nur ein auslösendes Moment, wie denn bei gesunden Menschen das an der Unfallstelle entstandene Geschwür in der Regel bald und völlig abheilt. Jedenfalls ist beim Krampfadergeschwür eine strenge Beurteilung angezeigt; *gegen* Unfallzusammenhang spricht auch, wenn der Unfall verspätet gemeldet sowie nach dem Unfall nicht sofort oder baldigst die Arbeit niedergelegt und der Arzt hinzugezogen wird; schließlich ist auch wichtig die Hinzuziehung von Zeugen und der Bericht des erstbehandelnden Arztes, vorausgesetzt daß dieser sich sofort und genau Aufzeichnungen über Unfall und Befund gemacht hat.

Dubois-Zollinger berücksichtigen in ihrem Buch über Unfallmedizin auch die Krampfadern samt ihren Komplikationen; u. a. erwähnen sie, daß durch Prellung eine rasche Varizenentwicklung, und zwar eine örtliche und manchmal auch eine generalisierte eintreten könne.

Schrifttum

ALBERT, Direkte Sauerstoffzufuhr als Behandlung bei Geschwüren und Kreislaufstörungen und Zur lumbalen Sympathektomie in der Orthopädie. Z. f. Orthop. u. i. Gr. 1949, Bd. 78, H. 4, S. 493 u. S. 531.

ALBERT, Lehrbuch der Chirurgie u. Operationslehre. Urban u. Schwarzenberg, Berlin u. Leipzig 1891.

ALTHOFF, Die therap. Novocain-Anwendung i. d. inn. Med. Th. Steinkopf, Leipzig 1947.

ANCHINCLOSS, Elephantiasis. cit. HOMANS!

ANSCHNINO u. SAUER, Behandlung schlecht heilender Wunden, besonders des Beingeschwürs mit Echinacin. Med. Klinik 1941, Nr. 11.

ANSCHNINO u. SAUER, Behandlung der Thrombophlebitis mit Novocainblockade des sympathischen Grenzstrangs. D. M. W. 1948, Nr. 37/38, S. 433 u. D. M. W. 1947, S. 687-

BABCOCK, Extraction for the removal of varicose veins. Journ. of americ. med. Ass. 1910.

BAETZNER, C. f. Chir. 1937 (Unterschenkelgeschwür).

BANGE, Perkutane Umstechung von Varicen nach KLAPP. C. f. Chir. 1925, Nr. 48.

BARDESCU, Unterschenkelgeschwür. C. f. Chir. 1899, S. 769.

BAUER, Die Circumcision des Ulcus cruris. Med. Klinik 1949, Nr. 5, S. 195.

BAUR, Med. Klin. 1937, S. 1037 u. M. M. W. 1941, S. 809.

BAYELIS, Presse med. 1934, Nr. 33.

BECKER, Madelung'sche Operation. Korr.-Bl. d. allg. mecklenb. Ärztevereins, Nr. 231.

BELZ, Zur äußerlichen Anwendung von Digitalis. Med. Kl. 1950, Nr. 8, S. 235.

BENDA, Herz und Gefäße in „Handbuch d. spez. path. Anatomie u. Histologie", Bd. 2. Springer-Verlag, Berlin.

BINGER, Das chron. (sekundäre) Stadium der Thrombose d. u. Extr., sein Ausgang in Unterschenkelgeschwür und Behandlung. Acta chir. scand. 95 (Suppl.), 1947.

BLANC y FORTASIA, Unterschenkelgeschwür. Med. Ibera 1919.

BODE, Arch. f. klin. Chir. Bd. 112.

BORRIS u. BARLING, Die Behandlung des chron. Ulcus varicosum durch lumbale Sympathektomie. Brit. med. journ. 1948, Nr. 4568, S. 203.

BOWESMAN, Elephantiasis. Brit. journ. surg. 1938.

BRADE, Erfahrungen bei der Wundbehandlung in der Landpraxis. Landarzt 1940, Nr. 32, S. 243.

BRECHT, Über die trophische Wirkung von Acetylcholin usw. Z. f. exp. Med. Bd. 113, S. 579 (1944).

BRUCK, C. f. Chir. 1900, S. 86.

BURKE, Elephantiasis. Cit. FINALY!

CARNOCHAN, Elephantiasis. Cit. DRAUDT!

CASTELLANI, Elephantiasis. Brit. med journ. 1908.

CECCA, Clinica chir. Bd. 16, S. 1427.

CHIPAULT, Med. moderne. 1899, Nr. 45.

CHODKOWITSCH u. LASKAREW, Venographie. Fortschr. a. d. Geb. d. Röntgenstrahlen 49, S. 143.

CHORMLEY u. OVERTON, Elephantiasis. Surg. etc. 61, 83 (1935), ref. Z.-Org. Chir. 75 (1836).

CLASEN, Varicen, Ulcus cruris u. ihre Behandlung. Urban u. Schwarzenberg, Berlin u. Wien.

O'CONNOR, Surgery of the tropics. 1929.

CONSTANTINI, Beschwerden der Kranken mit großen Varicen bei Aufrichten, bei waagerechtem Liegen und bei Beinhochlagern. Presse méd. 1947, S. 880.

COOPER, Die Behandlung des varikösen Ulcus. Am. Journ. of surg. 75, S. 475 (1948).

CORNING, Lehrbuch d. topogr. Anatomie. Springer-Verlag, Berlin.

CURELEANU u. FLORIAN, W. M. W. 1949, Nr. 42/43, S. 580. Ulcus cruris und Novocain periarteriell.

CURTIS u. HELM, Angeborenes Fehlen von Venenklappen als Ursache der Krampfaderbildung. Arch. of. Derm. 55, S. 639 (1947).

v. DANCKELMANN, Schmerzhafte Varicen und AT 10. Aussprache. Med. Kl. 1936, Nr. 22, S. 733.
DELBET, L'insufficiance vasculaire de la vene saphène int. Sam. m. d. 1897.
DEMEL, Kleine Chirurgie. W. Maudrich, Wien.
DEMEL, Diagnostik chirurgischer Krankheiten. W. Maudrich, Wien.
DEMEL, SGALITZER u. KOLLERT, Venographie. Klin. W. 1931, S. 1659, Grenzgeb. d. Med. u. Chir. 1931, S. 357, J. f. klin. Med. 1930, S. 533, W. M. W. 1930, Nr. 20 u. Chirurg 1934. Nr. 6, S. 611.
DEMMEL, Erfahrungen mit Ultraschallbehandlung. D. M. Rundschau 1948, Nr. 97.
DIEFFENBACH, Elephantiasis. cit. DRAUDT!
DODD, Operation schwerer Varicen während der Schwangerschaft. Lancet 1949, 256, S. 6594.
DRAUDT, Verh. D. D. Ges. f. Chir. 1909 und Eg. d. Chir. u. Orthop. 1912.
DRAUDT, Über den heutigen Stand der chir. Elephantiasisbehandlung. Derm. Z. 17, S. 755 und Arch. f. Derm. 100, S. 203.
DRESERMANN, Chirurgie der Hüfte und des Oberschenkels in „Handbuch d. spez. Chirurgie", Bd. 6. F. Enke, Stuttgart 1929.

ESMARCH-KULENKAMPFF, Die elephantiastischen Formen. J. F. Richter, Hamburg 1885.

FALK, Elephantiasis. Z. f. Orth. 32. Kongreß.
FAYKISS, Elephantiasis. Z. f. d. ges. Chir. u. i. Gr. 39, S. 648.
FEHR, Die Chirurgie d. pr. Arztes. Springer, Wien 1948.
FEWERS, Med. Klinik 1933, Nr. 43.
FINALY, Elephantiasis. C. f. Chir. Bd. 36.
FISCHER, Med. Welt 1932, Nr. 45/46.
FISCHER, M. M. W. 1935, S. 700.
FISCHER, Elephantiasis. D. Z. f. Chir. 1880, Bd. 17, Nr. 1.
FISCHER, Über Entzündung, Sklerose u. Erweiterung der Venen. Beitr. z. path. Anatomie 1900, Bd. 27.
FISCHER, Die Pathogenese der Phlebektasien. Arch. f. Derm. u. Syph. 1904, Bd. 70.
FISCHER, Ulcus cruris. Z f. ärztl. Fortbildung 1939, Nr. 16.
FLÖRCKEN, M. M. W. 1929, Nr. 11.
FRANCK, Inwieweit sind neu auftretende Unterschenkelgeschwüre als unmittelbare Unfallfolge anzusehen? Mon. f. Unfallk. 1913.
FRÄNKEL, Bruns Beitr. Bd. 36.
FRANZ, D. Z. f. Chir. Bd. 73, S. 546.
FRIEDEL, Arch. f. klin. Chir. Bd. 86.
FRIEDLÄNDER, Die Therapie der Thrombose. Fr. Deuticke, Leipzig u. Wien 1938 und W. kl. W. 1935, Nr. 23/24, 1936, Nr. 35 und 1937, Nr. 14.
FRIMANN u. DAHL, Über Venographie an den u. Extr. Acta radiolog. Stockholm 1847, Nr. 28, S. 199.
FRISCHMANN. cit. REICHEL!
FRÜHWALD, Therap. Kleinigkeiten. Derm. W. 1947, Bd. 119, Nr. 8.

de GASTANO. cit. REICHEL!
GALAMBOS, ref. C. f. d. ges. Chir. u. i. Gr. 105 (1942).
GARBER, Eine kritische Betrachtung der gegenwärtigen Methoden der Behandlung variköser Venen. S.-afrik. Med. J. 2, S. 338 (1947).
GARRÈ-BORCHARD-STICH-BAUER, Lehrbuch d. Chirurgie. Springer-Verlag, Berlin.
GEISSENDÖRFER, Diagn.-therap. Technik f. d. Chirurgie. J. A. Barth, Leipzig.
GEORGI, D. Z. f. Chir. Bd. 73, S. 546.
GOHR u. FALKENBACH, Die Bedeutung der Ultraschallforschung etc. D. Gesundheitswesen, 1950, Nr. 7, S. 196.
GOLTZ, Venen. Arch. f. path. Anatomie 1864, Bd. 26, S. 394.

GÖRLICH, Saphenaunterbindung bei Krampfadern, Bruns Beitr. Bd. 45.
GRUNERT, Erfahrungen mit intravenösem Novocain (Causat) bei torpiden Unterschenkelgeschwüren. C. f. Chir. 1949, S. 1131.
GRÜNFELD, Unterschenkelgeschwür. W. M. W. 1910, Nr. 45.
GUNDEL u. BLATTNER, Ulcus cruris und Bienenhonig. Arch. f. Hyg. 1934, Bd. 112, S. 349.

HAASE, Die Behandlung des Ulcus cruris in der Hand des Chirurgen. D. M. W. 1941, Nr. 19, S. 511.
HANDLEY, Lymphangioplastik bei Elephantiasis. Lancet 1908, S. 783.
HANSEN, Injektionsbehandlung von Varicen mit 20% Natriumsalicylatlösung. Arch. f. klin. Chir. 1935, Bd. 166, S. 527 u. Zbl. Gynäkol. 1935, Nr. 44, S. 2639.
HASEBROCK, Über die Pathogenese der kongenitalen Varicen. Frankf. Z. f. Path. 1919/20, Bd. 22.
HASEBROCK, Über die Bedeutung der Arterienpulsation für die Strömung in den Venen und die Pathogenese der Varicen. Pflügers Arch. f. d. ges. Physiologie 1916, Bd. 163.
HASEBROCK, Eine physikalisch-experimentell begründete neue Auffassung der Pathogenese der Varicen. Vortrag im Ärztl. Verein Hamburg. D. Z. f. Chir. 1916, Bd. 136.
HAUBENREISSER, Elephantiasis. C. f. Chir. 1921, Nr. 2.
HEEP, C. f. Chir. 1934, Nr. 52.
HEIDENHAIN, B. kl. W. 1892, Nr. 14.
HEMPEL, M. W. W. 1924, Nr. 27.
HENNIG, D. M. W. 1936, Nr. 12.
HERGENROEDER, Elephantiasis. Chir. 55 (1938), ref. C. f. d. ges. Chir. u. i. Gr. Bd. 92, S. 190 (1939).
HERRMANN, Eine Methode der künstlichen Krampfaderverödnung. Schw. M. W. 1948, S. 285.
HESSE, Med. Klin. 1929, S. 939.
HESSE u. SCHAACK, Klappenverhältnisse der Oberschenkelvene und der V. saphena magna usw. Virchows Arch. f. prakt. Anat. u. Phys. Bd. 205 (1911).
HESSE u. SCHAACK, Zur pathol. Anatomie u. Histologie der Venennaht, spez. der Saphena-Femoralis-Anastomose der Varicen. Bruns Beitr. Bd. 89 (1911).
HESSE u. SCHAACK, Die sapheno-femorale Anastomose. Arch. f. klin. Chir. Bd. 95.
HILDEBRANDT, Die Behandlung und die Prognose der Venenerkrankungen d. u. Gl. usw. In.-Dissertation. Leipzig 1942.
HODARA, Histologie der Varicen. Mon. f. Derm. Bd. 20 (1895).
HOHLBAUM C. f. Chir. 1922, Nr. 7.
HOHMANN, Fuß und Bein. Bergmann, München.
HOHN, Krampfaderbehandlung mit der kombinierten Methode. Nord. med. 34, S. 1198 u. 1942 (1947).
HOMANS, Elephantiasis. New-England 1936.
HOMANS, DRINKER u. FIELD, Am. surg. 100, S. 812 (1934) (Elephantiasis). ref. C. f. d. ges. Chir. u. i. Gr. 70, S. 485 (1935).
HOPE, Sichere u. unschädliche Dauerheilung von Krampfadern usw. Wilkens, Hannover 1947.
HORATZ, Unsere Erfahrungen mit Ultraschallbehandlung. cit. DEMMEL!
HORN u. FOGED, Mitt. a. d. Grenzgeb. d. Med. u. Chir. Bd. 42.
HORVATH, Exp. Untersuchungen u. therap. Erfahrungen mit Ultraschallwellen. Ärztl. Forschung 1949, Nr. 3, S. 11.
HOSEMANN, C. f. Chir. 1925, Nr. 32.
v. d. HÜTTEN, Unterschenkelgeschwür. M. M. W. 1922, Nr. 48.

JAFFÉ, Krampfaderschmerzen und AT 10. D. M. W. 1936, Nr. 3, S. 101.
JÄGER, Krampfadern, Hämorrhoiden u. Krampfaderbruch. J. A. Barth, Leipzig u. M. U. W. 41, S. 790.
JANNI, Die feinen Veränderungen der Venenhäute bei Varicen. Arch. f. klin. Chir. Bd. 61 (1900).
JESSNER, Ambulante Behandlung der Unterschenkelgeschwüre. C. Kabitzsch, Leipzig.
JORNS, Nachsorge nach chirurgischen Eingriffen. G. Thieme, Leipzig.
JUNGE, Zur Frage der Ätiologie und Therapie der Elephantiasis d. Extr. D. M, W. 1949, Nr. 3. S. 78.
JUNGE, Die operative Behandlung der Elephantiasis des Beines. Arch. f. Schiffs- u. Tropenhygiene. Bd. 44, Nr. 27, S. 549 (1940).

KAST, Chirurg 1943, Nr. 15, S. 215.
KAEHLER, Elephantiasis. C. f. Chir. 1926, S. 475.
KALLENBERGER, Beitrag zur Pathogenese der Varicen. Virchows Arch. f. path. Anatomie u. Physiologie Bd. 180 (1905).
KASHIMURA, Entstehung der Varicen der V. saphena usw. Virchows Arch. f. path. Anatomie u. Physiologie Bd. 179 (1905).
KAYSER, Beitr. z. klin. Chir. Bd. 68.
KELLER, Zur Therapie des varikösen Symptomenkomplexes. D. M. W. 1948. Bd. 73, Nr. 40/44. S. 752.
KETTEL, Varicenbehandlung mit Injektion von 10% Chinin-Urethan. Bruns Beitr. 1935, Bd. 154, S. 585 u. Jbl. Gynäkol. 1935, Nr. 44, S. 2639.
KEYSSER, Elephantiasis. D. Z. f. Chir. 1927, 203/4, S. 356 und Bruns Beitr. Bd. 68 (1927).
KINMONTH u. ROBERTSON, Krampfadern. Brit. J. surg. 1949, Nr. 36, S. 294.
KLAPP, Varicenoperationen in „Bier-Braun-Kümmell's Operationslehre". J. A. Barth, Leipzig.
KLAPP, D. M. W. 1921, Nr. 1, Arch. f. klin. Chir. Bd. 127 (1923) und Verl. d. d. Chir. Ges. 1923.
KLEINSCHMIDT, Operative Chirurgie. Springer-Verlag, Berlin u. Heidelberg.
KLESSMANN, Krampfadern. Med. Klinik 1947, Nr. 15, S. 644 und 1949 Nr. 15, S. 474.
KLOTZ, Untersuchungen über die V. saphena magna. Anat. u. Phys. 1887.
KOCH, Echinacin in der Wundbehandlung. Hippocrates 1940, S. 373.
KOCH, Echinacin in der Wundbehandlung. Med.-biolog. Schriftenreihe H. 13. Madaus, Dresden 1939.
KOCH, Zur Konstitutionstherapie der Varicen. Fortschr. d. Therapie 14, S. 630 (1938).
KOCHER, Vereinfachung der operativen Behandlung der Varicen. D. Z. f. Chir. Bd. 138 (1921).
KÖHLER u. SCHLOTTHAUER, Kieselsäuretherapie bei Wunden u. Geschwüren. Therapie d. G. 1950, Nr. 1, S. 23.
KONDOLEON, Elephantiasisbehandlung durch Lymphabfluß. Arch. ital. Chir. 51 (1938), Chir. 1906, Nr. 111, Surg. 51, Nr. 2, S. 464 und Mitteil. 1912, Nr. 50.
KONIK cit. REICHEL!
KOEPPEN, Therap. Erfahrungen mit Ultraschall. Ther. d. Gegenwart 1949, Nr. 8, S. 234.
KRÄMER, Ätiologie der Varicen der unteren Extremitäten. M. M. W. 1898.
KRAUS, Unterschenkelgeschwür. M. M. W. 1920, Nr. 50.
KRIEG, M. M. W. 1938, Nr. 9.
KROGIUS, Elephantiasis. C. f. Chir. 1912, S. 1344.
KUBISKY, M. M. W. 1941, Nr. 41.
KULENKAMPFF, Unterschenkelgeschwür. C. f. Chir. 1949, Nr. 6, S. 594.
KUNTZEN, Elephantiasis. Erg. d. Chir. u. Orthop. Bd. 22, S. 431 (1929) und Arch. f. klin. Chir. Bd. 157, S. 543 (1929) sowie Med. Kl. 158, S. 543 (1931) und Chirurg 2, S. 667 (1930).
KURTZAHN, Kleine Chirurgie. Urban u. Schwarzenberg, Berlin u. Wien.
KÜTTNER, Elephantiasis. C. f. Chir. 1926, S. 288 und S. 664.

LAMBRECHT, Radikaloperation bei Elephantiasis. Chirurg. 1949, Nr. 5, S. 232 u. Zur Ursache der Elephantiasis an den Beinen. Beitr. z. klin. Chir. 1950, Nr. 2, S. 219.
LANDERER, Varicengeschwüre. Naturforscherversammlung 1902 u. Verh. d. D. Ges. f. Chir. 1891.
LANDOIS, Med. Klin. 1941, Nr. 38.
LANGE, Lehrbuch der Orthopädie. G. Fischer, Jena.
LANZ, Elephantiasis. C. f. Chir. 1.
LAUBER, Unterschenkelgeschwür. Med. Welt 1937, S. 415.
LEDDERHOSE, Naturforscherversammlung 1902 u. Mitt. a. d. Grenzgeb- d. Med. u. Chir. Bd. 15 (1905).
LEDDERHOSE, Über Regeneration der unterbundenen V. saphena magna. D.Z.f.Chir. 1904, Bd. 71.
LEGEL, W. M. W. 1942, Nr. 49, S. 916 u. 1944, Nr. 20/24, S. 274.
LENORMANT, Unterschenkelgeschwür. Gaz. des hôp. 1923.
LERCH, Entlastungsverbände a. d. unteren u. oberen Extremität. Ärztl. Verein des Maingaues Höchst. 14/1948.
LERICHE u. GEISENDORF, Presse méd. 1939 u. Z. org. Chir. 70 (1925) und 73 (1925).
v. LESSER, B. kl. W. 1882, Nr. 34 und Virchows Arch. f. path. Anat. u. Phys. Bd. 101 (1885).

LEUN, Venographie M. M. W. 1939, Nr. 33.
LEXER, Elephantiasis. M. M. W. 1919, S. 1274 und Lehrbuch d. allg. Chirurgie Bd. 2, S. 138 (1931).
LINSER, Die Behandlung der Varicen mit intravenösen Injektionen. Med. Klinik 1916, Nr. 24 und M. M. W. 1924, Nr. 16.
LINSER u. VOHWINKEL, Moderne Therapie der Varicen, Hämorrhoiden und Varicocele. F. Enke, Stuttgart.
LISFRANC, Elephantiasis. cit. DRAUDT!
LÖHR, Ein Beitrag zur Varicenbehandlung. D. Z. f. Chir. Bd. 165 (1921).
LÖHR, Unterschenkelgeschwür. Arch. f. klin. Chir. 1924.
LOOS, Geschwulstartiger Varix im Gebiet der V. saphena. Bruns Beitr. Bd. 28 (1900).
LOSEN, Unterschenkelgeschwür. Verh. d. D. Ges. f. Chir. 1906.
LOTHEISSEN, C. f. Chir. 1922, Nr. 22.
LÖWENSTEIN, Über die Venenklappen und Varicenbildung. Mitt. a. d. Grenzgeb. d. Med. u. Chir. Bd. 18 (1907).
LUKE u. MILLER, Zwischenfälle nach Unterbindung und retrograder Injektion variköser Venen. Am. surg. 127, S. 426 (1948).

MAC ELWEC u. MAISCH, Betrachtung über Ergebnisse der chir. Varicenbehandlung. Am. surg. 126, S. 350 (1947).
MADDEN u. IBRAHIM, Elephantiasis. Brit. med. journ. 1912.
MADELUNG, Über die Ausschälung zirkoider Varicen a. d. u. Extr. Chir. Kongreß 1884.
MAGG, M. M. W. 1941, S. 1230.
MAGNUS, Zirkulationsverhältnisse der Varicen. D. Z. f. Chir. Bd. 162 (1921) u. Verh. d. path. Ges. 18. Tagung 1921.
MAGNUS, Variköser Symptomenkomplex. Z. f. d. ges. Chir. 1937, 22.
MAGNUS u. FISCHER, Arch. f. klin. Chir., Bd. 189.
MAHORNER, Unterschenkelödem und Unterschenkelgeschwür. (Eine klinische Studie über deren Ursachen und Behandlung.) Surg. 88, S. 115 (1949).
MAMATORUSCHOILI, ref. C. f. Chir. 1942, S. 105.
MAMOURIAN, Brit. med. journ. 1910.
MARIANI, Unterschenkelgeschwür. cit. REICHEL!
MARIONELLI, ref. C. f. Chir. 1942, S. 106.
MARTINEZ, Ulcus cruris und Vitamin B_1. Comm. pres. a la 4. Reunion Nat. de Derm. Espanoles 1940, 10.—21. Okt.
MARWEDEL, C. f. Chir. 1921, S. 1200.
MASTIO, Stilbensalbe u. Beingeschwür. Minerva Medica 1943, Nr. 31, S. 119.
MATTHEIS, Zur Injektionsbehandlung der Krampfadern. C. f. Chir. 1921, Nr. 81, S. 254.
MAYO, cit. REICHEL!
MENEGAUX, PERGOLLA et QUERIMEAU, Mém. acad. chir. 73, Nr. 16/17 (1947).
MERKEL, Handbuch d. topogr. Anatomie. F. Viehweg u. Sohn, Braunschweig.
MEYER, Zur Behandlung der Phlebitis. D. M. W. 1950, Nr. 42, S. 461.
MIGAUCHI, Häufigkeit der Varicen am Unterschenkel der Japaner. Arch. f. klin. Chir. Bd. 100 (1907).
MILLER, John Hopkins hosp. Bull. 1906.
MOERE, Elephantiasis. Norsk. Mag. Laegerdensk. 95. (1934).
MORO, Pathologie und zweckmäßige Behandlung der Krampfadern. d. u. Extr. Bruns Beitr. Bd. 71 (1911).
MOSKOWICZ, Krampfadern (Bücher d. ärztl. Praxis). Springer-Verlag, Wien u. Berlin. 1930.
MÜLLER, Zur operativen Behandlung infektiöser und benigner Venenthrombosen. Arch. f. klin. Chir. Bd. 66 (1902).
MÜLLER, Haut- und Geschlechtskrankheiten Bd. 3 (1947).
MÜLLER, Leistungsbilanz der lumbalen Grenzstrangblockade. Deutsches Gesundheitswesen. 1947, Nr. 2, S. 689.
MURPHY, Journ. of. am. med. Ass. Bd. 32.
MYNCOROW, Elephantiasis cit. DRAUDT!

NARATH, Über die subkutane Exstirpation ektatischer Venen d. u. Extr. D. Z. f. Chir. Bd. 83.
NASSE, Chir. Krankheiten der u. Extremität in „D. Chirurgie“, Lief. 66. F. Enke, Stuttgart 1910.
NATTEL u HIESKAU, Die Behandlung dir. Erkrankungen mit der paravertebralen Stellatumanästhesie. D. M. W. 1949, Nr. 6, S. 169.
NEUGEBAUER, C. f. Chir. 1924, Nr. 22.
NEUMANN, Gangränöses Beingeschwür und Acetylcholin. W. M. W. 1936, Nr. 15, S. 421.
NEUNHÖFER, Das Gesundheitswesen. 1947, Nr. 18.
NIEMÖLLER, Ein Beitrag zur Ultraschalltherapie. D. M. W. 1949, Nr. 27/28, S. 871.
NOBL, Der variköse Symptomenkomplex. Urban u. Schwarzenberg, Berlin u. Wien 1918.
NOBL, Konservative Behandlung der Krampfadern f. d. pr. Arzt. Urban u. Schwarzenberg, Berlin u. Wien 1932 u. Med, Kl. 1933, Nr. 32.
NOURHAND, RUBEN u. WALLACE, Penicillin bei der Behandlung von Ulcera cruris nach Transplantation. J. am. med. assoc. 1946, Nr. 130, S. 563.
NUNN, LARLIN u. HARRIAN, I. am. med. assoc. 1941, Nr. 117.
v. NUSSBAUM, Ärztl. Intelligenzblatt. 1856 und 1873.

OLLINGER, Elephantiasis. Arch. f. klin. Chir. Nr. 260, S. 557 u. D. Z. f. Chir. 1948.
OPPEL, Elephantiasis. Z. f. d. ges. Chir. Bd. 4 (1914).
ORATOR, Spezielle Chirurgie. J. A. Barth, Leipzig.

PAINE u. LEWITT, Die Behandlung der Thrombophlebitis der tiefen Blutadern d. u. Gliedm. mit intermittierendem Verschluß. Surg. et. 5, S. 707 (1939).
PELS-LEUSDEN, Unterschenkelgeschwür. D. Chir. Kongreß 1922.
PERIASSU, ref. C. f. d. ges. Chir. u. i. Gr. 1942, S. 106.
PERTHES, Über Operation der Unterschenkelvaricen nach Trendelenburg. D. M. W. 1895, S. 253.
PETROVA, Ulcus cruris. Chirurgie 1948, Nr. 3, S. 54.
PEZOLD, D. M. W. 1942, Nr. 1, S. 116.
PHILIPPIDES, Die Behandlung der Extremitätengeschwüre durch temporäre Ausschaltung des Sympathicus. M. M. W. 1942, Nr. 8, S. 174 und Chirurg 1941, S. 305.
PIGEAUX, Journ. hebdom. 1834.
PIULACH, Die Behandlung der verschiedenen Ulcera varic. Ursprungs a. d. u. Extr. 1. Nationalkongreß f. Chir. Barcelona 1949. ref. D. M. W. 1950, Nr. 7, S. 242.
POTH, BARNES u. ROSS, Eine neue operative Behandlung der Elephantiasis. Surg. 1948, Nr. 84, S 642 und J. de Chir. 1949, Nr. 65, S. 263.
PRATT, Arterielle Varicen. Ein Syndrom. Am. J. surg. 1949. Nr. 77, S. 456.
PRATT, Elephantiasis. Surg. 72 (1941).
PRAVER u. BECKER, Journ. of am. med. assoc. 1935, Nr. 1, S. 957.

DE QUERVAIN, Spez. chir. Diagnostik. F. C. W. Vogel, Leipzig.
QUINCKE, Krankheiten der Gefäße in Ziemsens Handbuch, Bd. 6 (1879).

RATSCHOW, Vergleich. therap. Erfahrungen mit Stilben-Preßlingen und Ovarialtotalextrakt. Neue Med. Welt 1950.
RAVIRA, Presse méd. 1943, Nr. 73, S. 845.
v. RECKLINGHAUSEN, Allg. Pathologie des Kreislaufs und der Ernährung. 1883.
REICH, Elephantiasis. Bruns Beitr. Bd. 129.
REICHEL, Chirurgie d. Kniegelenks u. Unterschenkels in „Handbuch d. Chir.“, Bd. 6. F. Enke, Stuttgart.
REINHARDT, Über Phlebektasien und Varicen des N. ischiadicus. Frankf. Z. f. Path. Bd. 13 (1913).
RIBBERT, Über Bau, Wachstum und Genese der Angiome. Virchows Arch. f. path. Anatomie u. Phys. Bd. 151 (1908).
RICHTER, Dermatologie und Chirurgie. L. Voß, Leipzig.
RINDFLEISCH u. FRIEDEL, Arch. f. klin. Chir. Bd. 86 (1908).
RITTER, Über die Bedeutung des Endothels f. d. Entstehung der Venenthrombose. G. Fischer, Jena, 1926.
RITTER, Über die Behandlung unfallbedingter Beingeschwüre. D. M. W. 1949, Nr. 41, S. 1236.

ROGGE, Gefahren der Varicenverödung bei Rezidiven. D. M. W. 1950, Nr. 9, S. 301.
ROKITANSKY cit. BENDA!
ROSENOW, cit. LAMBRECHT!
RONISCH, W. M. W. 1942, S. 82.

SARMA, Surg. etc. 1941, Nr. 10, S. 752.
SAUERBRUCH u. JUNG, D. Z. f. Chir. Bd. 248 (1943).
SCAGIIOSI, Über Phlebektasien. Virchows Arch. f. path. Anatomie u. Phys. Bd. 180 (1905).
SCHAMBACHER, Ätiologie der kavernösen Venenerkrankung. D. Z. f. Chir. Bd. 53 (1899).
SCHANZ, Zur Behandlung der Krampfadern. C. f. Chir. 1922, Nr. 37.
SCHAPIRO, C. f. Chir. 1923, Nr. 15 u. 1925, Nr. 21.
SCHEDE, Die operative Behandlung der Unterschenkelvaricen. B. M. W, 1877, Nr. 7.
SCHLAEPFER, Unterschenkelgeschwür. Journ. of the i. College of surg. 1943, Nr. 6, S. 443.
SCHNIDT, Elephantiasis. Bruns Beitr. Bd. 44, S. 595.
SCHNEIDER, Verstärkung der örtlichen Sulfonamidwirkung durch Harnstoffzusatz. Deutsches Gesundheitswesen 1949, Nr. 27, S. 1049.
SCHNEIDER u. SCHNEIDER jun., Erfahrungen mit Ultraschalltherapie. Strahlentherapie 1949, H. 3, S. 477.
SCHNEIDERLIN, M. M. W. 1905, Nr. 18.
SCHÖNHOFF, Argochrom zur Injektionsbehandlung der Varicen. Med. Klinik 1924, S. 1806.
SCHULTZE, Über eine neue Methode der Varicenoperation. C. f. Chir. 1920, Nr. 19.
SCHWARZ, Die Krampfadern d. u. Extr. mit bes. Berücksichtigung ihrer Entstehung u. Behandlung. Erg. d. Chir. u. Orthop. Bd. 27.
SEEMANN, Ulcus cruris. D. M. W. 1945, Nr. 15, S. 567.
SEEMANN, M. M. W. 1936, S. 407.
SERFLING, Über die Elephantiasis usw. Bruns Beitr. Bd. 177, H. 4, S. 569 (1948).
SIEBERT u. WICSZINSKI, Operationslose Krampfaderbehandlung durch künstliche Verödung. Urban u. Schwarzenberg, Berlin u. Wien.
SIEDENTOPF u. KRÜGER, Die Wirkung hoher Vitamin E-Gaben auf Gefäßerkrankungen, insbesondere auf das Ulcus cruris. Med. Kl. 1949, Nr. 33, S. 1060.
SIMON, Kongenitale Varicen. B. M. W. 1914, S. 1199.
SISTRUNK, Elephantiasis. Ann. surg. 85, 2 (1927).
SLAVIN, Ein neues Verfahren in der Diagnose variköser Venen und ihre chir. Behandlung (Auswertung von 200 Venenunterbindungen). Am. J. of surg. 1948, Nr. 75, S. 469.
SLAWINSKY, Varicen der unteren Extremität usw. Z. f. allg. Path. u. path. Anatomie. Bd. 10 (1899).
SOKOLOWSKI, Elephantiasis. C. f. Chir. 1925, S. 2583 und ref. C. f. d. ges. Chir. u. i. Gr. 33, S. 845 (1926).
SOLTAU, Behandlung von Unterschenkelgeschwüren mit Boro-Weidnerit. Med. Kl. 1939, Nr. 26.
SONNTAG, Grundriß d. ges. Chirurgie. Springer-Verlag, Berlin, 1949.
SONNTAG, Die Chirurgie des prakt. Arztes. G. Thieme, Stuttgart, 1947.
SONNTAG, Die Hämangiome und ihre Behandlung Erg. d. Chir. u. Orthop., Bd. 8 (1948).
SONNTAG, Das Rankenargiom sowie die genuine diffusse Phlebektasie. Erg. d. Chir. u. Orthop., Bd. 11 (1919).
SONNTAG, Das Krampfaderleiden. Der prakt. Arzt 1936, Nr. 13.
SONNTAG, Unterschenkelgeschwür. Der prakt. Arzt 1936, Nr. 14.
SONNTAG, Elephantiasis cruris. Der prakt. Arzt 1936, Nr. 17.
SÖRRA, Die einseitige ambulante Krampfaderbehandlung. Ther. d. Gegenwart 1949, Nr. 8, S. 246.
SPERANSKY, Grundlagen der Theorie der Medizin. Dr. W. Saenger, Berlin 1950, S. 119.
STADEL, Die Varicen und ihre chirurgische Behandlung. D. Z. f. Chir. Bd. 145 (1918).
STEINER u. PALMER, Vereinfachung der Varicendiagnose. (Erfahrung nach Behandlung von 3000 Fällen.) Am. surg. 1948, Nr. 127, S. 362.
STICH u. MAKKAS, Fehler und Gefahren bei chir. Operationen. G. Fischer, Jena.
SUMMERS, Operationsverfahren zur Behandlung der Varicen. Am. J. of surg. 1948, Nr. 76, S. 72.

TENTSCHINSKI, Saphenaunterbindung bei Krampfadern. Rußki Wratsch 1903.

TITZ, Ergebnisse der Ultraschallbehandlung. Ärztl. Verein Hamburg 15. 11. 48. Kl. W. 1949, Nr. 32, S. 1021, Nr. 39/40, S. 686.
THEBAUT u. WARD, Surg. etc. 1947, Nr. 84, S. 385.
TSCHEREPNINA, Beobachtungen über die Saphena-femorale Anastomose nach DELBET bei Varicen. Arch. f. klin. Chir. Bd. 129 (1924).
TRENDELENBURG, Über die Unterbindung der V. saphena magna bei Varicen. Beitr. z. klin. Chir. Bd. 7 (1891).
TRINKLER, Beiträge zur Entstehung der Thrombose in den Venen der u. Extr. Arch. f. klin. Chir. Bd. 120 (1922).

UNGEHEUER, Unsere Erfahrungen mit Ultraschalltherapie. Therapie 79, H. 4.
UNGER, Einiges über Krampfadern. B. M. W. 1911, Nr. 50.

VEAL, HUSSEY u. BARNES, Surg. etc. 1947, Nr. 84, S. 685.
VERNEUIL, Du siège real et primaire des varices du membre inf. Gaz. hebdom. 1855 u. 1858.
VIGONI, Chir. Belg. 1948, Nr. 3, S. 162.
VIRCHOW, Krankhafte Geschwülste. 1859.
VIRCHOW, Über die Erweiterung kleiner Gefäße. Virchows Archiv f. path. Anat. u. Phys. Bd. 3 (1851).
VOLKMANN, Unterschenkelgeschwür. C. f. Chir. 1921, Nr. 6.
VOSSSCHULTE, M. M. W. 1930, S. 593.

WALTHER, Elephantiasis. Bull. de l'acad. de méd. Paris. 1919.
WENZEL, B. M. W. 1902.
WILBERG, Wundbehandlung mit Glysolith. C. f. Chir. 1949, Nr. 9, S. 901.
WINIWARTER, Elephantiasis in „D. Chirurgie", Lief. 23. F. Enke, Stuttgart. 1892.
WINKLMANN, Krampfadern. Med. Klinik 1949, Nr. 15, S. 473.
WINTER, Ultraschalltherapie. Deutsches Gesundheitswesen 1949, Nr. 29, S. 1107.
WIRTH, Med. Kl. 1939, S. 312.
WIRZ, Elephantiasis in „Handbuch der Haut- u. Geschlechtskrankheiten", Bd. 8 (1931).
WOEBER, Vorläufige Erfahrungen mit Ultraschalltherapie bei Dermatosen. Strahlentherapie 1949, Nr. 4, S. 599.
WOLFF, Med. Kl. 1920, Nr. 31.

ZAHN, Virchows Arch. 1875, Bd. 62.
ZAISS, Ulcus cruris und Bienenhonig. M. M. W. 1934, S. 1891.
ZANCANI, Über Varicen der unteren Extremität. Arch. f. klin. Chir. Bd. 96 (1911).
ZIELER, Lehrbuch und Atlas der Haut- und Geschlechtskrankheiten. Urban u. Schwarzenberg, Berlin u. Wien.
ZIRN, M. M. W. 1919, Nr. 14.
ZSCHAU, Elephantiasis. D. Z. f. Chir. 1935, S. 245.
ZUR VERTH, C. f. Chir. 1935, S. 1357.

Und das in den genannten Büchern, spez. Sammelwerken (BENDA, DREVERMANN, FRIEDLÄNDER, ESMARCH u. KULENKAMPFF, HOHMANN, KLEINSCHMIDT, LINSER, REICHEL, SERFLING u. a.) enthaltene Einzelschrifttum.

Nachtrag 1

BAUNER, D. M. R. 1949, Nr. 15, S. 417.
BAYER, Zur lokalen Sulfonamidbehandlung. Ther. d. Gegenw. 1950, Nr. 3, S. 91.
DUBOIS-ZOLLINGER, Einführung in die Unfallmedizin. H. Huber, Bern. 1945.
GROSS, Spiralverband bei Thrombophlebitis ohne Bettruhe. Med. Kl. 1948, S. 486.
HEINRICH in „Therap. Technik". G. Thieme, Stuttgart 1949, S. 538.
INGERSLEV, Schwere Kreislaufstörung als Komplikation bei Krampfaderinjektion. Nord. Med. 1947, Nr. 35, S. 247.

JENNY, Über die Venographie der unteren Extremität; klinische Bedeutung und Technik. Schw. M. W. 1917, Nr. 8, S. 1195.

LEIBOLD in „Therap. Technik". G. Thieme, Stuttgart 1949, S. 716.

LEIDIGER, Bemerkungen zur Arbeit von RAPPERT. Klin. Med. 1949, Nr. 4, S. 228.

LINDE, Postthrombotische Varicen; Ergebnisse von Venographie und radikaler operativer Behandlung. Acta chir. scand. 1949, Nr. 97, S. 430.

LISTO, Zur Therapie der Venenerweiterung während der Schwangerschaft. Ann. chir. et gyn. Penn. 1949, Nr. 38, Suppl. 3, S. 299.

RAPPERT, Dauerresultate der MOSKOWICZ-Operation der Varicen. Klin. Med. 1949, Nr. 3, S. 639.

REDELL, Kombination der hohen Unterbindung der V. saphena magna mit retrograder Glukoseinjektion bei Varicen. Arch. f. klin. Chir. 203.

ZINGG, Experimentelle Untersuchungen mit dem neuen Verödungsmittel Geigy. Schw. M. W. 1948, S. 639.

Nachtrag 2

FAVRE u. JOSSERAND, Nouv. pract. Derm. Masson u. Co. Paris. 1936.

HASE, Postthrombotische Störungen nach konservativer und spezifischer Behandlung tiefer Beinvenenthrombosen. Med. Klin. 1949, Nr. 6, S. 422.

HORATZ, Bedeutung des Priscols in der Wundbehandlung. C. f. Chir. 1948, S. 1023.

KROHM, Therapie d. Gegenwart 1948, S. 198.

KÜMMELL, Beobachtungen über lumbale Grenzstrangresektion. 63. Tagung d. nordwestd. Chir. v. in Kiel, ref. C. f. Chir. 1950, Nr. 8, S. 526.

LUDWIG, SPIER u. WOLFF, Der Hausarzt. 1950.

MATTHES u. RECH, Der Ultraschall in der Medizin. S. Hirzel, Zürich 1949.

MEYER, Ind. Med. 1946, S. 689.

MÖRL, C. f. Chir. 1949, S. 647.

MUCHA usw., Handbuch d. Haut- u. Geschlechtskrankheiten. Bd. 6, 2, S. 366. J. Springer, Berlin 1928.

NIEMANN-ANDERSSEN, Zur Pathogenese und Therapie des Ulcus cruris. Ärztl. W. 1950. Nr. 11/12, S. 181.

OCHSNER u. DE BAKEY, Phlebitisfolgen. J. am. med. assoc. 1949, 139, S. 423.

ROHRBACH u. STÜMPKE, Die Hautkrankheiten. Th. Steinkopff, Dresden u. Leipzig 1949.

ROST, Lehrbuch d. Haut- u. Geschlechtskrankheiten. J. Springer, Berlin. 1948.

SCHILLING, Die funktionelle Behandlung schlechtheilender Wunden und anderer trophischer Weichteilschäden am Unterschenkel. Ges. f. Chir. a. d. Univ. Berlin, 14. 11. 1949, ref. C. f. Chir. 1950, Nr. 11, S. 783.

SCHLIEPHAKE, Kurzwellentherapie. G. Fischer, Jena 1949.

SIGG, Die ambulante Behandlung der Phlebitis. Schw. M. W. 1950, Nr. 2, S. 33.

Sachregister

Anatomie 1
Arbeitsfähigkeit 64
Ätiologie 6

BABCOCK, Operation der Krampfadern 26
Besenreißer-Varizen 4, 14, 28
Bienenhonig 44
Blutung 22

Carcinom-Ulcus 38

DELBET, Operation 28
Diagnose und Differentialdiagnose 13
Dickhaut der jungen Mädchen 17
Dunstverband 44

Echinacin 41
Ekzem 33
Elastische Binden und Strümpfe 20
Elephantiasis 50
Erythrocyanosis crurum puellarum 17, 54

Fadendränage bei Elephantaisis 59
Faszienfensterung bei Elephantiasis 60

HANDLEY, Fadendränage bei Elephantiasis 59
HANSEN, Operation 28

Infektion 28
Infrarotplatten-Photographie 16
Injektion der Krampfadern 29
Intrakutane Varizen 4, 14, 28

KLAPP, Operation der Krampfadern 23
KOCHER, Operation der Krampfadern 23
Kochsalzlösung, hypertonische 31
Kompression der Hauptarterie bei Elephantiasis 57
Kompressionsverband 19
Komplikationen der Krampfadern 12
KONDOLEON, Operation bei Elephantiasis 59
Kost 19

LANZ, Operation bei Elephantiasis 59
LINSER, Injektion der Krampfadern 30

MADELUNG, Operation der Krampfadern 25
MAGNUS, Blutstromrichtung 2
— Richtwegvenen 2
MOSKOWICZ, Operation und Injektion der Krampfadern 33

NARATH, Operation der Krampfadern 26
NOBL, Injektion der Krampfadern 30
v. NUSSBAUM, Operation bei Unterschenkelgeschwür 46

Operationen bei Krampfadern 22
— bei Unterschenkelgeschwür 46
— bei Elephantiasis 56

Paravertebral- bezw. Periduralanästhesis 46
Pathologische Anatomie und Physiologie 2
PAYR, Operation bei Elephantiasis 59
Penicillin 41, 42, 49
PERTHES, Versuch 24
Phlebektasien 3, 4, 17, 18
Phlebolithen 16
Physiologie 2
Prognose 12
Provenase 19

Revertex 21
Richtwegvenen 2
RINDFLEISCH, Operation bei Krampfadern 27
Röntgenuntersuchung 15

Saphena magna und parva 1
— Resektion 24
— Unterbindung 24
— Verlagerung 28
— Verpflanzung 28
SCHEDE, Operation der Krampfadern 23
Schwangerschaft 12, 22, 30
Sepsis 29, 36
Statische Veränderungen 14, 18
Strumpf, elastischer 20
Sublimatlösung 30
Sulfonamide 41, 42, 49
Sympathikuschirurgie 28, 45
Symptomatik 12
Syphilis-Ulkus 37

Therapie der Krampfadern 18
Thrombose und Trombophlebitis 47
TRENDELENBURG, Operation der Krampfadern 27
— Versuch 7
Traubenzuckerlösung, hypertonische 31
Tuberkulose-Ulkus 37

Ulcus cruris 34
— -Zirkumzision 46
— -Exstirpation 46
Ultraschalltherapie 45
Unfallzusammenhang 64
UNNA, Zinkleimverband 20
— Unterbindung der Hauptarterie bzw. Vene bei Elephantiasis 57

Varicocid 31
Varix 5, 13, 35
Vena saphena magna und parva 1
Venenentzündung 47
Venengeschwülste 17
— -klappen 3, 8
— -stauung 47
— -stein 16
Venographie 18
Venostasin 19
Verödungstherapie der Krampfadern 29
Vitamine 19
v. VOLKMANN, Wattekompressionsverband 20

Zinkleimverband 20

FSC
www.fsc.org
MIX
Papier | Fördert gute Waldnutzung
FSC® C083411

Zeitfracht Medien GmbH
Ferdinand-Jühlke-Straße 7
99095 Erfurt, Deutschland
produktsicherheit@kolibri360.de